독거여성 노인이 체험한
편안함의 의미

독거여성 노인이 체험한
편안함의 의미

-Giorgi의 현상학적 분석방법 적용-

김 은 하 지음

한국학술정보㈜

서 문

    최근 급격한 고령화를 경험하는 여러 국가들은 노인의 사회적 입원에 대한 대안을 마련하고자 노력중이다. 이는 만성질환을 가진 고령자의 수적 증가에도 불구하고 이를 간호할 수 있는 지역 사회내의 인력부족으로 인해 의료급여를 받을 수 있는 노인이 집을 떠나 병원에 장기간 입원하여 퇴원을 미루는 현상을 말한다. 이러한 현상은 점차 증가할 것으로 예상될 뿐만 아니라, 2008년 7월에 시행되는 노인 장기 요양 보험 제도를 통해 많은 노인들이 요양시설에 입소할 것이 예상된다. 따라서 노인이 병원 혹은 시설에 입원하여 편안함을 느낄 수 있는 여건을 마련하는 것은 노인 가족뿐만 아니라 모든 노인을 돌보는 간호행위자들에게 중요한 관심사일 것이다.

    노인 간호의 목표는 대상자의 불편감 및 일상생활에 발생하는 기능장애에 대한 부정적인 영향을 인식하고 이를 감소시킴으로써 편안함을 느낄 수 있도록 하는 도움을 제공하는 것이다(Won et al., 1999). 그러나 노인은 입원으로 인해 노화에 따른 만성적인 건강 문제와 처치후의 피로, 부동(不動)으로 인한 문제를 동시에 경험하지만 노인의 특성상 통증호소가 모호하고 필요시에 통증완화를 위한 진통제 요구도가 낮아 대상자의 편안함을 유지하는 데 많은 어려움을 겪게 된다(Miller, Campbell, Moore, & Schofield, 2004). 따라서 노인대상자가 입원기간동안 인지하는 편안함의 실체에 대한 이해를 바탕으로 간호목표를 달성하기 위한 전략을 수립하는 것이 필요하다고 할 것이다.

이 책은 장기간 입원생활을 하고 있는 독거노인이 인지하는 편안함의 의미에 대한 이해를 위해 질적 연구방법 중 Giorgi의 현상학적 분석방법에 따라 분석해보고자 만들었다. Giorgi의 현상학은 연구하고자 하는 문제를 체험한 참여자의 기술 속에서 다른 의미를 가진 진술을 구별하고, 구별한 의미에 대해 학문적인 관점으로 전환된 기술을 통해 밝혀지는 본질적인 의미와 그 의미들의 관련성을 밝히는 구조로 통합하는 것을 특징으로 한다. 의료급여를 받는 저소득층 노인의 장기간 입원은 의학적 치료보다는 케어를 목적으로 한다는 점에서 노인의 편안함을 유지하는 것이 궁극적인 목표가 될 것이며, 이를 위해 노인의 내부자적인 관점에서 편안함을 조명해 봄으로써 간호사와 노인대상자와 의사소통의 기회 증진과 사회적 상호작용을 확대하여 노년기 삶의 질을 향상하는 데 도움이 될 수 있도록 구성하였다.

무엇보다 이 책은 노인의 편안함을 이해하고 관리할 수 있을 뿐만 아니라 교육을 효과적으로 수행할 수 있는 정보를 제공하고 Giorgi의 현상학적 분석방법의 이해와 적절한 적용을 돕고자 구성하였다. 끝으로 이 책이 출간될 수 있도록 배려해주신 한국학술정보(주) 관계자 여러분께 진심으로 감사드린다.

2008년 6월
저자 올림

차 례   CONTENTS

서 문 / 5

I. 서 론   9

     A. 연구의 필요성 및 목적 / 11
     B. 연구 문제 및 연구 범위 / 14

II. 문헌고찰   19

     A. 저소득층 독거여성노인의 보건의료 현황 / 21
     B. 편안함에 대한 연구 동향 / 34

III. 연구방법   41

     A. 연구 설계 / 43
     B. 연구 참여자 선정 / 43
     C. 자료수집 방법 및 절차 / 45
     D. 자료 분석 / 49
     E. 연구의 신뢰도와 타당도 확인 / 55
     F. 윤리적인 고려 / 57

Ⅳ. 연구결과 59

    A. 입원한 저소득층 독거여성노인이 체험한
       편안함의 구성요소 / 61
    B. 입원한 저소득층 독거여성노인이 경험한
       편안함에 대한 의미구조 / 117

Ⅴ. 논 의 121

    A. 입원한 저소득층 독거여성노인이 경험한
       편안함에 대한 논의 / 123
    B. 간호학적 의의 / 133

Ⅵ. 결론 및 제언 137

    A. 결 론 / 139
    B. 제 언 / 140

참고문헌 / 143

부 록 / 159

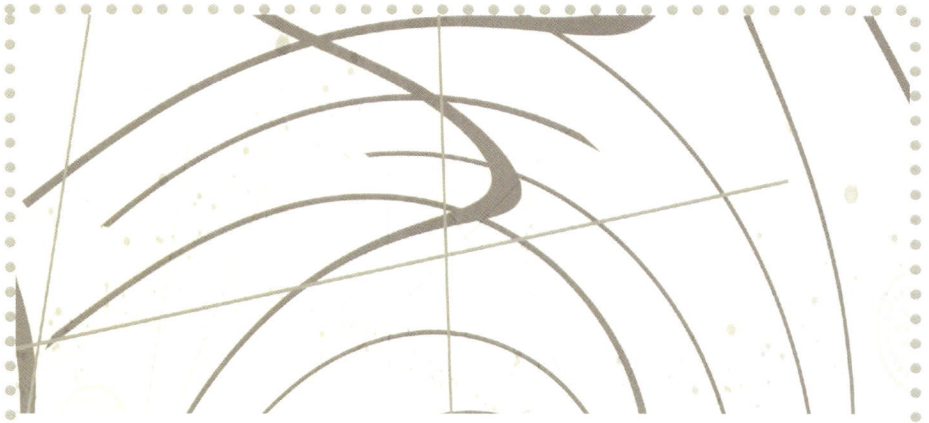

Ⅰ. 서 론

A. 연구의 필요성 및 목적

유엔 인구 전망에 따르면 세계의 노인인구 비율은 2005년에 15.3%로 고령 사회에 진입하였고, 2030년 22.7%로 초 고령사회로 진입하게 된다. 2007년 한국의 65세 이상 노인인구는 전체 인구의 9.5%에 달하고(통계청, 2007), 이러한 고령화는 저출산 추세와 더불어 '연진(Age-quake)'이라는 표현이 사용될 정도로 여러 측면의 변화를 일으키고 있다. 인구 연령구성의 변화, 기대수명의 연장에 따른 성비의 불균형, 가족구조의 변화, 노인 부양 의식의 저하 등이 그러한 변화의 한 측면이다(엄경영, 이효석, 정현진, 하채림, 2005). 더불어 노인독신가구가 지속적인 증가추세를 보이고 있는데, 1998년 49만 4,695명이던 독거노인이 2003년 64만 3,544명으로 5년 동안 약 30% 증가하였고, 이 중 87.7%가 여성이었다(한국보건사회연구원, 2004, 통계청, 2005). 즉, 독거노인의 대부분이 여성노인이라 볼 수 있어 독거노인의 문제가 곧 여성노인의 문제라 할 수 있다.

노인의 18.9%는 만성질환을 가진 장기요양 보호대상으로, 건강문제 39.3%, 경제적 어려움 36.4%, 외로움, 소외감 8.1% 순으로 어려움을 겪고 있다(통계청, 2003). 특히, 모든 것을 혼자 해결해야 하는 독거노인은 일상생활 유지뿐만 아니라 건강 및 의료보장, 주거, 사회적 지위와 역할 상실, 여가시설 및 여가 프로그램 접근 등에 있어서 더 열악한 환경에 놓이게 되어 복잡하고 다양한 문제를 겪게 된다(신경희, 2005). 독거노인은 일반 노인에 비해 현저히 낮은 소득수준과 대부분 1개 이상의 만성질환을 가지고 있는 건강상태를 경험하고 있다. 또한 일반 노인에 비하여 주관적 건강상태가 낮고, 가정 내 낙상사고 비율이 높으며, 시력, 청력, 저작능력 등의 신체기능이 나쁜 것으로 나타났다(오영희 등, 2005).

또한 의료급여를 받는 저소득층 독거여성노인의 입원율은 일반 건강보험 노인에 비해 1.6배나 높았고 2003년 65세 이상 독거여성노인의 1인당 입원 내원일수는 11.3일로 1992년 이후 지속적으로 증가하여 16.9%의 증가율을 보이고 있다(선우덕 등, 2005). 더욱이 노인이 입원하는 경우 노화에 따른 만성적인 건강상태 즉 수술이나 처치 후에 통증, 부동(不動)으로 인한 문제와 피로의 축적을 경험할 뿐만 아니라 통증호소가 모호하고 필요시에 통증완화를 위한 진통제 요구도가 낮아 간호사가 노인의 편안함에 대해 인식하고 중재를 제공하는 데 어려움을 겪을 것으로 보인다 (Miller, Campbell, Moore & Schofield, 2004).

편안함은 대상자에 대한 총체적 접근이라는 간호의 궁극적인 목적과 밀접한 관계에 있는 간호의 핵심 개념이다(Malinowski & Stamler, 2002). 편안함이란 환자를 위한 간호행위의 최종상태 혹은 질병과 건강의 연속선상의 어느 시점에 발생하는 안녕(well - being) 상태(Morse, 1992)로, 내·외적 요구와 느낌이 충족된 정도에 의해 간호중재의 효과를 평가할 수 있다(Kolcaba, 1992). 또한 노인 간호의 목표가 대상자의 불편감 및 부정적인 영향을 인식하고 이를 감소시킴으로써 편안함을 느낄 수 있는 간호를 제공하는 것이라고 할 때(Won et al., 1999), 간호를 제공받은 대상자가 인식하는 편안함에 대한 이해가 무엇보다 우선되어야 한다.

국외의 경우 환자가 경험하는 편안함과 편안한 상호작용에 대한 질적 연구(Bottorff, 1991, Hamilton, 1989, Morse, 1983, 1991, 1994. 1995, 1996, 1997, Tutton & Seers, 2004)와 독거여성노인의 입원에 관한 연구(Perkins, Ball, Whittington & Combs, 2004, Thulesius, Håkansson & Petersson, 2003, Tutton & Seer, 2004)가 이루어졌으나 저소득층 독거여성노인의 입원생활이나 혹은 입원 생활 중 경험하는 편안함의 의미에 집중한 질적 연구는 매우 드물었다. 국내의 경우 입원 환자 혹은 암환자를 대상으로 한 선행연구가 이루어졌으나 그 결과는 대상자 입장에서의 편안함에 대한 의미를 설명하기에 미흡하다고 생각된다(김경희 등, 2000, 양난영, 2000). 더욱이 노인의 입원이나 입원 중 경험하게 되는 편안함에 관한 연구가 드물며, 특히 독거여성노인의 입원에 관한 연구는 거의 없는 실정이다.

　저소득층 독거여성노인이 입원하는 경우 돌봐줄 보호자가 동반되지 않아 주부양자가 없다는 특징(유성호, 모선희, 김형수, 윤경아, 2002)을 고려할 때, 전문 간호 인력의 부족과 주부양자가 없는 병원 현실 속에서 저소득층 독거여성노인이 편안함을 느낄 수 있는 간호중재 및 환경을 마련하기 위하여 저소득층 독거여성노인의 입장에서 편안함의 의미에 대한 심층적인 이해가 선행되어야 하겠다. 그리고 간호사는 대상자가 편안하다고 느낄 수 있게 하기 위해 어떻게 해야 하는지 알고 있다고 가정하지만 그것은 일상적 판단으로 오랜 경험에 의해서 의사결정을 하는 것이다. 따라서 진정으로 상황을 알기 위해서는 경험 양상의 실체를 밝혀주는 현상학을 통한 편안함의 탐색이 필요하다고 하였다(양승애, 2002).

이에 본 연구자는 한국 상황에서 환자의 생활세계관을 반영하고 질병을 통해 경험되는 입원 중 편안함에 대한 체험의 의미를 파악하고자 현상학적 연구방법을 사용하였다. 이는 편안함이라는 현상이 생활세계 속에서 경험된 것이므로 현상학적으로 연구되어야 하며, 그 의미를 밝힘으로써 간호의 궁극적인 목적에 도달할 수 있다는 현상학적 접근(Giorgi, 2000)의 목적에 근거를 두고 있다. 본 연구자는 Giorgi의 현상학적 방법을 적용하여 한국의 문화적 맥락에서 저소득층 독거여성노인이 입원 중 경험하는 편안함에 관한 의미본질과 구조를 밝히고자 한다.

B. 연구 문제 및 연구 범위

본 연구의 밝히고자 하는 문제는 '독거 생활을 하고 있는 저소득층 여성노인이 입원 기간 동안 체험한 편안함의 의미 구조는 무엇인가?'이다.

이에 본 연구의 범위는 저소득층 독거여성노인이 입원을 통해 체현된 몸, 시간, 공간, 관계에 대한 엄밀한 이해를 통해 편안함의 현상에 대한 본질을 밝히는 것으로 이를 위해 Giorgi의 현상학 연구방법을 적용하였다.

Giorgi(1985)에 의하면 현상학 연구방법은 참여자의 체험에 대한 기술을 들을 준비와 개방적인 태도를 취하는 것으로 시작한다. 그 다음 참여자의 기술 속에서 다른 의미를 가진 진술을 구별하고, 그 후 구별한 의미에 대해 학문적인 관점으로 전환된 기술을 통해 밝혀지는 본질적인 의미와 그 의미들의 관련성을 밝히고 구조로 통합하는 것이다(Kleiman, 2005).

이러한 Giorgi 현상학 연구방법의 특징은 다음의 4가지로 설명할 수 있다.

첫째는 기술(description)이다. '사물 그 자체로 돌아가라'는 인식은 말하고 있는 인식 이전의 세계로 복귀해야 한다는 것으로 실재(reality)는 기술해야 하는 것이지 구성하거나 구축해야 하는 것이 아니다(류의근, 2002/1945). 따라서 기술로 되돌아가는 것은 분석적인 반성 과정과 과학적 설명 과정을 모두 배제하고 있으므로 순수한 기술을 따라서 분석이 이루어져야 한다(신경림 등, 2004. pp.89‒92). 이에 따라 Giorgi는 연구 상황에 관한 전체적인 지식을 갖고 있다고 믿는 연구자가 부분적인 지식만을 갖고 있다고 생각하는 연구 참여자의 기술에 집중하고 그 현상의 많은 것을 향해 마음을 연다면 연구 참여자의 관점이 가지고 있는 현상의 풍부함을 볼 수 있다고 하였다.

두 번째 현상학적 환원(Phenomenological reduction)은 선험적 의식으로의 복귀를 의미하는 것으로 연구자의 이론적인 편견이 참여자의 기술 내용에 들어가서는 안 된다. 그것을 괄호 속에 넣는다는 것(bracketing)을 확신해야 할 뿐만 아니라, 경험이 갖고 있는 본성을 미리 판단하지 않음으로써 '그것은 스스로가 그러하다'고 보여주는 것을 단지 '스스로 보여주는 대로' 그리고 '의미를 갖고 있는 그대로' 정확하게 기술해야 한다(신경림 등, 2004. pp.89‒92). 이를 위해 Giorgi는 연구 상황에서 연구자와 연구 참여자와의 관계가 변수로서의 연구자인 자신과 의미 있는 현존으로서의 연구 참여자인 타인의 관계라고 설명하고 있다. 즉 현상학적으로 볼 때 연구 상황은 두 명의 인간이 참여하지만 똑같은 상황에서 다르게 관계하기 때문에 각자에 의해 경험된 의미들은 서로 다르다. 각각의 의미를 알아내는 최고의 방법 중 하나는 참여자와의 대화를 통해서 그 동일한 상황에 대해 연구자와는 다른 관점을 함축하고 있는 참여자의 진술에 대한 모든 의미를 추적하도록 하는 것이다. 따라서 연구자와 연구 참여자는 서로 다른 방법으로 존재하고 그 상황에 따라 항상 알맞게 설명되어야 한다는 것이다.

세 번째 특징은 본질(essence)의 탐구인데, 본질은 '어떤 것이 그것이 되는 이유'로서 이를 획득하기 위해서는 그 세계와 실제로 어떻게 관계를 맺는가를 밝혀주는 기술과 그 체험된 관계의 본질 또는 구조를 이해하기 위해 자유 상상의 변형(free imaginative transformation)이라는 과정이 필요하다(신경림 등, 2004. pp.89 - 92). 이에 따라 Giorgi는 연구자가 알고 있는 연구 상황과 연구 참여자가 체험한 연구 상황은 서로 다르기 때문에 연구자와 참여자가 체험한 연구 상황에 대해서 연구자는 연구 참여자가 체험한 대로 보는 것이 그 연구 상황에 대해 잘 설명할 수 있다고 하였으며, 연구 결과는 연구 참여자의 체험된 상상으로부터 떼어 놓을 수 없고 연구자의 해석과 의사소통이 제거될 수 없기 때문에 연구 참여자의 경험에 대해 반응하는 것이 연구 결과에 많은 결실을 맺을 수 있기 때문이라고 하였다.

마지막으로 지향성(intentionality)은 의식이 항상 그 자체로 의식이 아닌 어떤 것을 향하거나 지향한다는 것을 의미하는 것으로 체험된 존재 속에서만 발견될 수 있는 인간 상황이나 실재사건에 관해 입장을 취하는 어떤 방법이라고 하였다(신경림 등, 2004.

pp.89 - 92).

　결론적으로 연구자는 편안함이라는 선험적 개념에 대한 의미를 연구하는 데 있어서는 참여자가 체험한 시간, 공간, 몸, 관계에 대한 접근이 필요하다고 판단하였다. 따라서 편안함 현상에 지향을 두고 의미의 본질을 탐구하기 위해 대화를 통한 참여자의 체험에 대한 기술을 분석하고자 하였다.

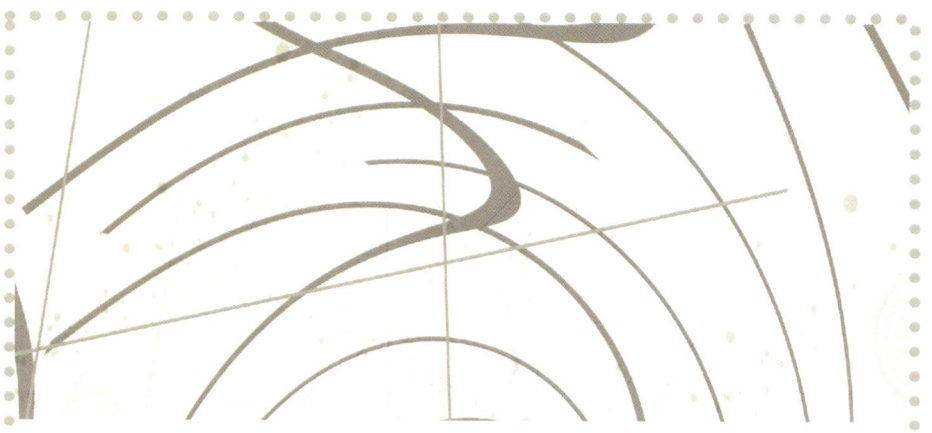

Ⅱ. 문헌고찰

본 장에서는 입원한 저소득층 독거여성노인이 경험한 편안함의 의미를 이해하고자 '저소득 독거여성노인의 보건의료 현황'과 '편안함에 대한 연구동향'으로 나누어 문헌을 고찰하고자 한다.

A. 저소득층 독거여성노인의 보건의료 현황

우리나라 65세 이상의 노인 인구는 전체 인구의 9.5%로 노령화 사회로의 진입에 따라 노년부양비(12.1%)와 노령화 지수(44.4%)가 지속적으로 증가하였다(통계청, 2007). 노인 인구의 성별 구성비는 남성 38.2%, 여성 61.8%로 여성이 노인인구의 절반 이상을 차지하고 있고, 평균수명은 남성 73.4세, 여성 80.4세로 여성이 남성보다 7년 더 오래 사는 것으로 나타났으며, 65세 이상 노인의 기대여명 역시 남성 14.9년, 여성 18.7년(2002)으로 여성노인이 남성노인에 비해 질환을 앓는 상태로 고령까지 생존하는 것으로 나타나 노인문제는 곧 여성노인의 문제이며, 그 사회적 중요성과 개입전략이 필요하다.

노인의 빈곤 문제는 보건의료서비스의 접근성과 밀접한 관계가 있는데, 2002년 현재 우리나라 저소득층 노인은 전체 노인의 약 16.4%인 약 58만 5천 명 정도이다(보건복지부, 2002). 저소득층 노인이란 기초생활보장수급자와 이들보다 생활이 약간 나은 차상위 계층을 합쳐 전체 노인인구 중 16.4%를 차지하고 있다. 최저생계비의 120% 이하의 소득을 갖는 차상위 계층 규모는 전 인구의 12.1%, 약 578만 명으로 추정되며(이현주 등, 2005), 2004년 전체 기초생활보장수급자 중 65세 이상 노인은 26.3%이고, 전체 여성 수급자 중 34%가 여성노인, 전체 남성 수급자의 15.8%가 남성노인으로(정경희 등, 2005), 여성노인이 남성노인에 비해 보다 빈곤한 상태에 놓여 있음을 알 수 있다. 또한 저소득층 남성노인의 경우 독거노인이 29.4%인 데 반하여 여성노인은 독거노인이 50.8%로 독거노인 비율이 남성보다 여성에게서 높음을 알 수 있다(노희경, 오근애, 2003). 또한 일개도시 보건소에 등록되어 방문간호를 받고 있는 60세 이상의 저소득층 노인 중 남성이 15.4%, 여성이 84.6%로, 월수입은 20~24만 원이 45.4%이고 이 중 93.1%가 정부보조금이었으며, 95.4%가 의료보호 대상자였다(하미정, 박형숙, 2002). 즉, 저소득층 노인의 대다수는 여성노인이며 이러한 여성노인의 절반 이상이 독거 상태임을 알 수 있다.

독거노인은 배우자, 친족 및 비친족 중 누구하고도 함께 거주하거나 가계를 함께 하지 않는 단독세대 또는 그 상태에 있는 노인을 의미한다(조영욱, 2002). 결국 저소득층 독거여성노인이란 도시 근로자 월 평균 소득 미만인 가구에서 65세 이상의 여성노인이 혼자 사는 경우를 의미한다(노인보건복지국고보조사업안내, 2001). 성비의 불균형, 고령기의 연장으로 여성노인은 독거노인의 85.3%를 차지하고 있으며, 다양한 신체, 심리, 사회, 경제적인 문제를 겪는 가운데 건강문제로 가장 큰 어려움을 겪고 있다. 심혈관 질환, 당뇨와 같은 만성질환과 관절염 등의 퇴행성 질환 이외에도 시력감퇴, 청력감퇴, 거동불편의 일상생활 장애로 인한 사고 발생이 증가하고 있는 상태이다(통계청, 2005).

대부분의 독거노인은 국민기초생활보장법에 의해 보호를 받고 있는데, 현행 국민기초생활보장제도의 수급대상자는 1인 가구를 기준으로 418,309원/월의 최저생계비(중앙생활보장위원회, 2006, 여유진, 김미곤, 양시현, 김태완, 2005)에 못 미치는 소득을 가진 사람으로, 부양의무자가 없거나 부양의무자가 있어도 부양능력이 없거나 부양을 받을 수 없는 자로 최저생계비 이외에 주거급여, 의료급여, 교육급여, 자활급여 등을 지급받으며, 근로능력이 있는 자는 자활에 필요한 사업에 참가하는 조건으로 생계급여를 받게 된다(보건복지부, 2000).

주거급여는 주거급여 제외 대상자(주거급여가 불필요하거나 타 법령 등에 의하여 주거를 제공받고 있는 수급자로서, 의료, 교육, 자활급여 특례 수급자 및 보장시설에 거주하는 수급자)를 제외한 모든 수급자에게 주거안정에 필요한 임차료, 유지수선비 등을 주거급여로 지급하고 주거급여와 생계급여에 포함된 주거비를 통하여 최저주거를 보장하는 급여로, 1인 가구의 경우 월 69,020원의 최저주거비(생계급여에 포함된 주거비 37,020원/월＋주거급여 32,000원/월)가 지급된다.

의료급여란 생활유지의 능력이 없거나 일정 수준 이하의 저소득층을 대상으로 국가재정에 의하여 기본적 의료혜택을 제공하는 공공부조 방식의 사회보장제도로, 수급권자의 질병·부상·출산 등에 대한 진찰·검사, 약제·치료재료의 지급, 처치·수술과 그 밖의 치료, 예방·재활, 입원, 간호, 이송과 그 밖의 의료목적의 달성을 위한 조치를 뜻한다. 수급자의 근로능력 유무에 따라 의료급여 1종과 2종으로 구분하고 있으며, 의료급여 1종의 경우 입원, 외래 진료를 구분하지 않고 전액을 의료급여기금에서 부담하는 데 반해

2종 수급자의 경우에는 본인이 일부 부담하도록 하고 있다.

<표 1> 2006년 최저생계비 및 현금급여기준

(단위: 원/월)

구분	1인 가구	2인 가구	3인 가구	4인 가구	5인 가구	6인 가구
최저생계비	418,309	700,849	939,849	1,170,422	1,353,242	1,542,382
타 지원액	357,909	599,653	804,143	1,001,424	1,157,846	1,319,677
현금급여기준	60,400	101,196	135,706	168,998	195,396	222,705

제25차 중앙생활보장위원회(여유진, 김미곤, 양시현, 김태완, 2005)

교육급여는 저소득층 자녀에 대하여 적정한 교육기회를 제공함으로써 자립능력을 배양함과 동시에 빈곤의 세대전승을 차단하기 위해 실시되며, 초·중등교육법 제2조의 규정에 의한 각종학교, 평생교육법에 의한 평생교육시설의 학습에 참가하는 자에게 연도별, 급지별로 고지된 금액전액을 지급한다.

자활급여는 자활사업을 통하여 근로능력이 있는 저소득층이 스스로의 힘으로 자활할 수 있도록 안정된 일자리 제공 및 자활능력 배양을 위해 실시되고 있다. 대상자는 자활급여특례자, 조건부수급자, 일반수급자, 차상위 계층(최저생계비의 120% 이하 소득자)이다. 자활급여는 수급자의 자활을 조성하기 위하여 자활에 필요한 금품을 지급 또는 대여하는 데 이를 관련 공공 또는 민간기관·시설에 위탁하여 행할 수 있다.

생계급여는 모든 기초생활보장대상자에게 기본으로 제공되며, 급여액은 현금 급여기준(표 1)에서 가구의 소득인정액과 주거급여액을 차감하여 산정한다(가구별 생계급여액＝현금급여 기준액－가구의 소득 인정액－주거급여액).

24

이러한 보건의료제도 내의 저소득층 독거여성노인에 대한 건강 실태에 관한 문헌고찰 결과는 다음과 같다. 일반적으로 노인은 노화과정의 정도에 따라 신체기능의 저하, 기능 장애, 기능 상실 등 육체적 문제뿐만 아니라 정신기능의 저하로 기억력 저하, 판단 및 의사소통의 어려움 등 정신적인 문제까지 복합적으로 발생하고 있어 포괄적인 의료 및 건강서비스와 보호를 필요로 한다(한국노년학회 편, 2000). 그러나 급속한 산업화, 도시화, 핵가족화, 여성의 사회참여 확대 등은 가족부양기능의 약화를 초래하였으며, 노인부양과 보호라는 문제를 야기하였다. 더불어 치매노인, 중풍노인, 와상노인 및 장애 노인과 같은 만성질환 노인의 수적 증가와 의존적 생활기간의 증가로 노인의 수발 및 보호에 대한 가족의 보호능력저하는 공적인 재가 지역사회 보호서비스의 확충을 요망하고 있다(이태화, 2004).

특히 독거노인의 경우 전통적으로 노인부양을 담당하던 가족이나 친척의 지지나 도움 등의 사회적 지지망이 없어 외로움, 소외감 속에서 생활하게 되며 이로 인하여 신체적 건강상태뿐만 아니라 정신적, 정서적 건강상태에 많은 문제를 가지고 있는 것으로 나타나(유광수, 박현선, 2003, 정경희 등, 2005) 건강관리 측면에서 가장 취약한 상태에 있다. 즉, 노인의 건강상태는 기초생활수급여부, 주거상태, 가족구성 등 사회경제적 요인이 영향을 미치며 특히, 빈곤한 상태에 있는 기초생활수급자의 경우 비수급자에 비해 신체적, 정신적, 사회적 건강 모두 열세하다(이정숙, 이인숙, 2005). 소득원이 있는 경우, 평균 근로사업부업소득은 노인부부 64만 원, 자녀동거 63만 원인 반면, 독거노인은 31만 원으로 여타 가구형태에 비하여 절반에도 미치지 못한다(오영희 등, 2005).

2004년 65세 이상 노인의 90.9%가 만성질환(3개월 이상 앓은 경우)을 1개 이상 보유하고 있으며, 36.3%는 일상 활동 수행과 인지기능 및 문제행동 중 1개 이상의 어려움이 있었다(정경희, 2005). 또한 65세 이상 노인의 39.5%는 주관적 건강상태에 있어 자신의 건강상태가 나쁘다고 인식하고 있고, 특히 독거노인의 경우 신체적 건강상태가 일반 노인에 비해 좋지 않으며, 96%가 한 가지 이상의 만성질환을 가지고 있고, 44.2%가 주관적 건강상태가 나쁘다고 인식하였다. 이러한 신체적 건강상의 어려움은 노인에게 일상생활수행, 경제적 부담 등 여러 가지 생활상의 어려움을 야기하고 나아가 정서적, 정신적 건강상태, 생활만족도에까지 영향을 미치게 된다(한국보건사회연구원, 2004). 더욱이 여성노인(95%)이 남성노인(84.4%)에 비해 더 높은 만성질환 유병률을 보였고, 독거노인의 경우 3개 이상의 만성질환을 앓고 있는 비율이 68.2%로, 노인부부 48.1%, 자녀동거 52.5%와 비교하였을 때 가장 높았다. 여성노인은 관절염(56.6%), 고혈압(44.8%), 요통·좌골통(38.1%), 골다공증(28.6%), 신경통(26.5%) 순으로 만성질환을 앓고 있는 상태이고, 남성노인의 경우는 고혈압(34.4%), 관절염(21.8%), 요통·좌골통(18.6%), 신경통(14.9%), 당뇨병(12.3%) 등의 순으로 만성질환을 앓고 있다(선우덕 등, 2005).

일개 보건소의 방문간호 서비스를 받고 있는 60세 이상의 저소득층 노인의 93.1%가 현재 질병을 앓고 있었고, 이들의 95.4%가 의료보호 대상자였다(하미정, 박형숙, 2002). 독거노인의 경우 일반 노인에 비하여 신체적 건강상태는 양호한 반면(87.74점), 정서적(30.34점), 정신적(69.60점) 건강상태는 좋지 않았으며, 독거노인의 경우 식사를 거르는 경우가 많고 불규칙적인 식사를 하고 있어 영양상의 위험이 큰 상태이다(하미정, 박형숙, 2002).

저소득층 노인일수록 신체적 기능장애를 갖게 되는 비율이 높고 63.6%에서 자신을 허약하다고 생각하였으며(박홍순, 2003), 건강관련 문제로 인하여 저소득 독거노인의 대부분이 일상생활 활동에서 제한을 느끼고 있었다(이익섭, 김서원, 2005). 보건소를 이용하는 저소득층 노인의 건강특성에 관한 조사연구 결과, 노인은 평균적으로 1년 중 102일을 몸이 아파서 일상생활을 할 수 없었다. 이러한 비율은 여성일수록, 나이가 높을수록, 교육수준이 낮을수록 더 높아(류황건, 최헌, 1999) 여성노인이나 빈곤계층 노인 건강관리에 대한 정책이 더 시급함을 시사하고 있다.

특히 독거여성노인의 경우 남성노인에 비해 신체적, 정신적, 정서적 건강상태 모두에서 문제를 갖고 있으며, 연령에 있어서도 나이가 들수록 노령화로 인하여 신체적 기능 제약이나 여러 질환을 앓게 되는 위험이 증가하고, 수단적 일상생활수행능력이 낮아 수단적 자립의 독립성 비율이 낮아진다(민경진 등, 2001).

증가하는 건강관련 문제에 따른 독거노인의 의료이용실태를 살펴보고자 건강보장제도의 적용에 따라 노인보건 의료서비스를 이용하는 건강보험 적용 노인과 의료급여 적용 대상자를 비교 분석하였다.

건강보험과 의료급여 적용되는 65세 이상 인구는 3,932,986만 명으로 전체 인구의 8.1%이며 1992년에 비해 10년 사이에 43%가 증가하였다(선우덕, 2005). 건강보험 대상자 350만 명 중 7.5%, 의료급여 대상자 39만 명 중 41.6%가 65세 이상의 노인이다(건강보험공단, 2003). 노인의 경우 1991년에서 2003년 사이 건강보험을 적용받는 경우 입원일수가 13.79%, 외래 내원일수는 16.41%가 증가하였고, 의료급여를 적용받는 기초생활보장수급 대상 노인의 경우 입원 내원일수 21.46%, 외래 내원일수 11.12%의 증가비율을 보였다(선우덕, 2005).

1인당 의료이용량을 살펴보면, 건강보험이 적용되는 65세 이상의 노인은 입원 내원일수에서 남성 4.21일(7.6% 증가), 여성 3.82일(9.78% 증가)이었고, 외래 내원일수는 남성 25.55일(10.49% 증가), 여성 31.47일(11.88% 증가)이었다. 의료급여가 적용되는 65세 이상 노인 중 남성의 입원 내원일수는 19.97일(22.92% 증가), 여성은 11.34일(16.87% 증가)이고, 외래 내원일수에서는 남성 36.08일(7.94% 증가), 여성 43.43일(8.60% 증가)이었다(선우덕, 2005). 즉, 의료급여를 적용받는 저소득층의 입원일수 및 외래 내원일수가 건강보험을 적용받는 노인에 비해 월등히 높음을 알 수 있다. 특히 의료비 전액을 보장받는 의료급여 1종 대상자는 입원뿐 아니라 외래에서 의료이용도가 높은 데 반하여 의료비에 대한 부담은 적었으며, 의료급여 2종 대상자는 의료비 부담이 높았다(정경희 등, 2004).

의료급여와 건강보험을 적용받는 65세 이상 노인에게서 발생하는 상위 5위권 내의 질환은 뇌경색증(입원, 외래 내원일수 최다), 뇌내출혈, 당뇨, 치매, 골절, 위암, 폐렴 순으로 이러한 질병에 의한 노인 의료비 지출은 건강보험 급여비의 190%, 의료급여 급여비의 140%의 증가를 나타내었다. 의료비 지출액은 1인당 의료비에 인구수를 곱한 것으로 노인인구의 증가, 노인 1인당 의료비의 증가로 인하여 의료비 지출액이 증가하게 되었다. 이러한 주요 질환에 대한 진료비는 의료급여 1종 대상자와 건강보험 대상자가 비슷한 수준이었으나 의료급여 1종 대상자의 하루 진료비가 건강보험 대상자보다 낮은 것을 고려할 때 의료급여 대상자의 입원일수가 더 많은 것을 알 수 있다(신영석, 최병호, 신현웅, 황도경, 윤석준, 2005).

이는 독거여성노인의 경우 만성질환의 치료를 위한 보호나 간호를 할 배우자, 자녀 등 주 부양자가 없어 간호를 타인에게 의존(김난미, 2004)해야 하나 병원 입원 이외의 대체서비스가 부족하여 불필요한 장기 입원을 하고 있음을 알 수 있다. 이러한 불필요한 장기 입원은 일본에서 최근 노인인구 중 고령자의 사회적 입원이 주목을 받고 있는 상황과 유사하다 하겠다. 오세영(2005)에 따르면, 사회적 입원이란 사회복지시설의 입소를 희망하는 노인의 수요에 비해 사회복지서비스 공급이 부족한 상황에 의해 발생하는 현상으로 의학적 치료 목적이 아닌 케어를 목적으로 하는 환자의 일반병원에서의 장기 입원을 말한다. 즉, 노인의 입원환자에 대하여 의학적인 입원치료의 필요성은 없지만 사회적 이유로 인하여 퇴원하지 못하고 장기적으로 입원하고 있는 것을 말한다.

일본에서 사회적 입원이 주목받게 된 배경에는 고령자의 장기적인 평균재원일수가 고령자의료비 증가의 주된 요인으로 인식되었기 때문이다. 일본의 연령별 평균재원일수(입원기간)는 0~14세 10.5일, 15~34세 18.9일, 35~64세 43.4일, 65세 이상 65.7일, 70세 이상 69.9일로 고령자가 입원하는 경우 평균적으로 2~3개월 병원에 입원하고 있음을 알 수 있다. 2000년 후생성의 '국민 생활기초조사'에 따르면 전국 세대수 4,554만 세대 가운데 고령자가 혼자서 생활하는 세대는 307만 9천세대로, 이러한 당사자가 입원해서 치료를 받지만 그 후에 계속적인 간호서비스를 받을 수 있는 대책이 없다. 즉, 고령자만의 세대 증가로 간호를 제공할 주 수발자가 없는 상태의 증가 현상이 나타났다는 것이다.

1973년 70세 이상 노인 의료비 무료화 조치제도로 인하여 일본에서는 통원이나 입원에 따르는 의료비 부담을 획기적으로 감소함으로써 병원에 의한 개호를 증가시켰다. 이는 급속한 노령화에 의하여 장애를 지닌 고령자의 절대수가 증가함에 따라 국민의료비의 증가를 야기하였다. 즉, 사회적 입원은 복지의 의료화 정책의 모순에서 비롯됨을 뜻한다. 일본의 고령자복지는 지역사회에서 이루어져야 하는 노인요양과 재택간호서비스를 의료기관에 전가하여 왔기 때문에 이로 인해 사회적 입원의 증가를 야기하였다. 이는 현재 우리나라에서도 건강보험 적용자에 비해 의료급여 대상자인 기초생활보장수급자의 입원 내원일수와 외래 내원일수가 높아 국가재정을 압박하고 있는 현 상황에 적용된다 하겠다. 즉, 치료와 간호를 구분하는 사회복지시설의 확충, 적절한 규모의 장기요양시설의 확보가 필요로 되는 시점이라 하겠다.

이러한 선행연구를 고찰한 결과, 주로 일반 노인의 건강상태에 중점을 둔 연구가 대부분이고, 독거노인이나 부부노인과 같은 1세대 가구의 건강관련 연구는 드문 것을 알 수 있었다. 최근 독거노인가구를 대상으로 자아존중감, 외로움 등의 정신적, 정서적 건강상태(김영란, 2002, 서경현, 김영숙, 2003, 김태현, 한은주, 2004) 또는 신체적 건강과 영양상태(하미정, 박형숙, 2002, 김주희, 정영미, 2002), 전반적인 건강상태를 다른 노인집단과 비교한 연구(유광수, 박현선, 2003)가 점차 등장하고 있으나 대부분 대상노인가구의 특성을 기술하는 데 그치고 있거나 특정지역의 일부노인을 대상으로 함으로써 연구결과의 일반화가 어려운 상태이다.

노년기는 다른 생애주기보다 배우자, 형제나 친척, 친구의 죽음,

실직, 질병, 빈곤과 같은 부정적 생활사건으로 인하여 높은 스트레스를 경험할 수 있는 시기이다(김기태, 박미진, 2005). 하지만 독거여성노인의 경우 이에 대처할 수 있는 사회적 지원의 부족으로 높은 스트레스에 대한 탄력성(역경을 극복하고자 하는 능력 혹은 이전의 상태로 되돌아갈 수 있는 능력, McCubbin, 2001)이 적은 상태이다(김기태, 박미진, 2005). 사회적 지원이란 사람이 타인과의 사회적 관계를 통하여 얻을 수 있는 정서적 도움이나 물질적 원조 및 서비스 모두를 포함하는 것으로, 노년기에 경험할 수 있는 신체적, 심리적 건강의 약화와 역할 상실로 인하여 나타날 수 있는 사회관계의 축소, 스트레스를 완화하는 기능을 수행함으로써 신체적 건강과 정신적 건강을 유지하는 데 도움을 준다(이승미, 2002, 서경현, 김영숙, 2003).

재가 여성노인의 경우, 의료급여 대상자인 경우 그리고 동거가족이 없는 경우 스트레스 사건에 대한 탄력성의 정도가 낮았는데, 이는 사회적 지원을 적게 받는 사람이 많이 받는 사람보다 스트레스에 영향을 더 많이 받고 있으며, 스트레스가 높은 상황에서 스트레스와 탄력성의 관계가 사회적 지지 수준에 따라 달라져, 사회적 지원을 적게 받는 노인이 지원을 많이 받는 노인에 비해 스트레스에 직면 시 덜 탄력적일 가능성이 더 높음을 나타낸다(김기태, 박미진, 2005).

독거여성노인에 관한 선행연구에 따르면, 재정적 자원이 극히 제한되어 있는 독거여성노인은 부양받을 수 있는 자원이 부족하기 때문에 심리사회적 소외로 자아존중감이 낮고(백선숙, 2005), 만성질환을 가진 경우 교육 정도에 따라 삶의 만족도에 차이가 있다(김경희 등, 2000). 또한 저소득층 독거노인의 생활 만족도는 낮고, 미래생활에 대한 만족도의 경우 과거나 현재생활에 대한 만족도보다 낮은 것으로 나타나 미래에 대하여 부정적으로 사고하고 있음을 알 수 있다(허선영, 2003). 독거여성노인이 겪고 있는 일상생활 및 건강관련 어려움은 질적 연구 결과를 통해 더 잘 이해할 수 있다. 저소득층 독거여성노인을 대상으로 Van Manen의 해석학적 현상학 연구방법을 적용하여 일상생활 체험을 탐색한 결과, 본질적인 주제로 '자식이 있어도 의지하고 살 곳이 없음', '자신이 살아온 삶이 한스러움', '하루도 편할 날이 없는 몸', '남은 날이 막막함', '동향끼리 모여 챙겨줌'이 도출되었다(양승애, 2002). 이는 저소득층 독거여성노인은 낮은 생활만족도와 부양을 기대할 자녀의 부재로 같은 고향사람들끼리 서로서로 보호와 지지를 제공하고 있음을 뜻한다.

독거여성노인의 입원생활에 관한 국외의 선행연구를 고찰한 결과, 입원경험은 질병과 관련된 증상조절에 대처하기 위한 간호가 중심이 되어 이루어질 뿐 대상자의 편안함을 위한 환경 및 사회 심리적 접근이 적었다(Jacelon, 2003). 또한 간호가 대상자의 입장에서 행해지는 경우가 적다고 느끼는 입원 대상자는 입원생활을 지루한 일상생활을 견뎌내는 과정으로 보았다(Tutton & Seer, 2004).

독거여성노인의 입원에 관한 국내 선행연구는 전무한 상황으로 일반 노인의 입원경험에 관하여 고찰하였다. 노인은 입원을 예상치 못한 변화로 인식하며, 낯선 환경 속에서 스트레스를 경험하게 되고 가족에 대한 부담감을 많이 느끼게 된다(김현미, 2004). 입원한 노인은 질병 치료와 관련된 간호, 교육, 사회·정서적 간호의 순으로 욕구를 경험하며(김은경, 2002), 입원 전과 후의 수면양상 변화로 입원한 노인의 51.6%가 빨라진 기상시간과 높은 수면제

복용률을 경험하였다(강문정, 2006).

의료급여 대상 노인의 신체적, 정신적 건강상태는 건강보험 대상자보다 나쁜 것으로 나타났다(김동숙, 2004). 또한 입원한 노인의 삶의 질은 전반적으로 낮은 수준이며 특히 사회적 측면의 삶의 질이 가장 낮게 나타나(김연숙, 2003) 입원한 노인은 병원에 머무는 동안 사회적 고립감을 느끼게 됨을 알 수 있다.

일개 종합병원에 입원한 노인 환자를 대상으로 한 연구 결과, 입원한 노인의 일상생활 수행능력과 건강상태는 낮은 편이었다. 입원한 노인은 널싱홈에 대해 긍정적으로 인식하고 있었는데 이는 저렴한 경비(20.6%), 노인 또래 집단의 동거(17.7%), 좋은 프로그램(4.3%) 때문이었다(임신재, 박오장, 2003).

입원한 노인에 대한 현상학적 연구 결과, 노인은 입원을 통해 예상치 못한 심리적 변화를 겪으면서, 살아온 생을 반성하게 되고 앞으로의 여생에 이를 반영시킨다. 또한 의료인과 병원에 같이 입원한 환자와 새로운 관계를 형성함으로써 획득하게 된 환자 역할에 만족하게 된다. 반면, 가정 같지 않은 환경과 비위생적이고 제한된 공간으로 인하여 불편을 느끼게 되고 입원을 편하지 않은 생활로 인식하는 동시에 입원한 노인은 가족에 대한 염려와 걱정하고, 집으로 돌아가고 싶다는 그리움을 경험한다(최수정, 김미영, 김태희, 이미현, 2001).

이상의 문헌고찰 결과, 저소득 독거여성노인은 사회적, 경제적인 문제를 비롯하여 다양한 건강관련 문제를 가지고 있으며, 이를 해결하기 위하여 사회적 지원을 필요로 하고 있음을 알 수 있었다. 노인이 입원을 갑작스런 환경변화로 인식하는 경향이 있음을 고려할 때, 입원 시 가족의 지지를 받을 수 없는 저소득 독거여성 노인이 입원기간 동안 편안함을 느낄 수 있는 간호중재를 제공하는 것이 절실히 요구된다. 이를 위하여 대상자 입장에서 편안함의 의미를 탐색할 필요성이 있음을 확인하였다.

B. 편안함에 대한 연구 동향

편안함에 대한 사전적 정의는 "몸과 마음이 편하고 걱정이 없어 좋다(한국어 형용사 사전, 1991)" "몸이 편한 상태" "걱정이 없는 상태" "만족하고 기쁜 상태" "걱정 없이 일이 잘 되어 가는 상태(박재언, 2001)" 또는 "완화된 기분이나 상태, 신체적 정신적 안녕을 누리는 것, 만족스럽고 즐거운 상태(Webster 사전, 1993)" 이다.

간호학에 있어서 편안함의 의미를 살펴보면, 간호학의 태동기인 1900년에서 1929년까지의 시기에 편안함은 간호의 중심적인 초점(central focus)으로 인식되어 필수적인 윤리적 개념이었으나, 1930년에서 1959년에는 기본적인 간호를 수행하기 위한 전략으로 인식되었고 1960년에서 1980년까지도 중요하지 않은(minor) 간호목적으로 인식되었다(McIlveen & Morse, 1995). 하지만 Morse(1983, 1994)는 편안함이 간호사가 제공한 간호중재에 대한 결과(outcome)이며, 제공된 간호중재의 효과를 측정함으로써 대상자의 안녕(well-being)상태를 판단하고 대상자의 상태에 따른 적절한 간호중재를 수행하기 위한 바이오피드백(biofeedback)의 역할을 한다고 제안하였다.

편안함의 의미를 추출하고자 하는 접근에 있어 현상학적 개념으로써의 몸(corporeality) 개념이 자주 사용된다(Morse, 1994). 현상학에서 몸, 공간, 시간, 관계(relationship)는 체험된 세계에 대한 기본적인 구조를 반영한다(신경림, 2000). 현상학적인 접근에서 몸은 현상학적 기술(description)에 결정적인 영향을 미친다. 인간을 이해함에 있어 중요한 언어를 사용하는 대화에 의하여 특징지어진 몸의 이미지는 모든 반성(reflection)에 선행됨으로써 타인들의 세계에 대한 이해가 가능해진다(Merleau-ponty, 1962). 따라서 몸에 초점을 맞추는 것은 체험된 개인의 생활세계에 대해 반성하는 기회를 제공하는 것이며, 불편한 몸에 대한 현상학적 접근은 간호학적인 편안함의 의미에 대한 완전한 이해를 제공할 수 있다(Morse, 1995). 이는 편안함의 의미를 탐색하는 과정이 그만큼 복잡함을 시사하는 것이며, 간호 실무에 적용 가능한 편안함을 제공하는 간호중재를 개발하고 적용하기 위해서는 편안함의 의미에 대한 체계적이고 심층적인 이해가 선행되어야 함을 뜻한다.

편안함의 의미에 대한 여러 학자의 견해를 살펴보면, Leininger (2001)는 편안함이란 돌봄 중 가장 우선적 개념이고, Waston(1997)은 편안함을 안전과 보호로 보았다. 편안함은 간호를 제공하여 나타나는 결과(outcome)로(Ferrell & Ferrel, 1990, McIlveen & Mores, 1992, 1994, 1995), 인간이 가지는 기본적인 욕구(basic needs)들과 관련되어 있다(Kolcaba & Kolcaba, 1991, Kolcaba, 1992). 또한 편안함은 편안함을 잃어버린 상태에서 간호중재를 통해 개인이 점차 더 높은 수준의 편안함 상태를 달성해가는 과정(process)이다(Mores, 1983, Cameron, 1993). 결론적으로 편안함은 다음과 같이 요약된다. 우선, 간호의 결과로 보는 견해로 편안함을 안녕(well-being)에 대한 개인적인 지각이기 때문에 간호중재의 적절성과 효율성을 측정할 수 있는 요소에 의해 편안함이 사정될 수 있다 (Ferrell & Ferrell, 1990, McIlveen & Morse, 1995). 그러므로 편안함은 간호현장에서 제공된 간호에 대한 효과를 측정할 수 있는 주요한 도구가 된다(Morse, 1983). 또한 간호사가 간호중재를 제공할 때 대상자는 자신의 입장에서 제공받은 간호중재에 대한 결과로 편안함을 느낄 수 있기 때문에 편안함은 간호의 결과이다 (Morse, 1992). 이는 다음의 연구결과로 뒷받침될 수 있는데, 외상성 상해나 급성 질환으로 고통받는 환자와의 인터뷰를 통하여 편안함의 의미를 분석한 결과, 편안함이 나타나는 시기는 불편(discomfort)한 상태를 벗어나려고 하는 최초의 순간으로, 편안함과 불편함은 상호관련이 있다. 또한 현상학적 방법을 사용하여 불편한 신체를 이해함으로써 편안함의 의미를 이해할 수 있는데, 병에 걸린 몸(dis－eased body), 마음대로 되지 않는 몸(disobedient body), 취약해진 몸(vulnerable body), 침해당한 몸(violated body), 견뎌내는 몸(enduring body), 체념한 몸(resigned body), 기만하는 몸(deceiving body), 배반당하는 몸(betraying body)이라는 9가지 주제를 통하여 간호사는 대상자의 몸에서 인식되는 불편함에 대응하는 간호중재를 제공하고 대상자가 편안함을 느낄 수 있도록 해야 한다 (Morse, Bottorff & Hutchinson, 1994). 또한 외상센터에서 통증을 호소하는 29명의 환자와 간호사와의 대화 유형 분석(Proctor, Morse & Khonsari, 1996)과 응급실에서 발생하는 간호사와 환자 간의 상호작용에 대한 비디오 분석(Morse, Havens & Wilson, 1997) 결과, 간호사는 환자의 상태를 관찰하고 환자의 반응에 대응하는 피드백(feedback) 과정을 통하여 편안함을 제공하는 간호중재의 효과가 결정될 수 있기 때문에 효과적이지 않았던 중재는 변경하게 된다.

편안함은 인간이 추구하는 기본적인 요구(Grooper, 1992)와 관련 있다고 보는 견해에 의해 편안함에 대한 두 가지 수준(dimension)을 확인하였는데, 첫째는 내·외적인 요구의 수준으로 신체적, 심리 영적, 환경적, 사회적 요구를 의미하며 두 번째는 느낌의 수준으로 여유롭고 안심이 되는 느낌(ease), 이완되는 느낌(relief), 초월의 느낌(transcendence)이다(Kolcaba & Kolcaba, 1991, Kolcaba, 1992). 이러한 수준에서 편안함을 사정하고 간호중재를 제공하며 간호의 효과를 평가할 수 있다(Kolcaba, 1992).

일부 간호학자는 편안함의 과정을 추출해내려고 시도하였다. Morse(1983)는 민속 과학적 분석(ethnoscientific analysis)을 통해 편안함 과정의 3가지 구성요소를 확인하였다. 2가지 구성요소는 접촉하기(touch), 말하기(talking)이고 나머지 부가적인 것으로 경청(listening)이 있다. 간호중재로서 편안함을 사용할 때 각 구성요소를 어떻게 연관시킬 것인가는 상황, 문제의 원인과 심각성, 의료인과 대상자 간의 관계와 역할에 의하여 영향을 받는다. 예를 들어 어느 정도 편안함을 느낄 수 있는 상황에서는 2가지 구성요소 중 접촉하기는 적게 사용하고 말하기는 많이 사용한다. 그러나 교통사고로 극도의 위험한 상황에 처한 환자에게는 접촉하기가 더 많이 사용될 수 있다. 이러한 Morse(1983)의 견해는 라틴 아메리카계 환자를 대상으로 불편을 가진 환자에게 간호를 제공하는 간호사가 들어주고 의사소통을 하는 과정이 편안함이라고 하는 연구결과에서 확인되었다(Arruda, Larson & Meleis, 1992). Cameron(1993)은 내·외과 병동에 입원한 대상자는 불편감과 편안함의 연속선상의 어느 시점에서 통합된 균형을 이루었을 때 편안함을 경험하게 된다. 이러한 과정은 인간내외의 차원을 가지게 되는데 입원한 대상자는 자신의 내·외적인 차원을 모니터링하여 얻어진 정보와 특별한 욕구를 충족하기 위하여 타인의 도움을 수용하는 사회적 지지 구조를 형성하며, 견뎌냄(enduring)이라고 하는 통합된 전략을 가지게 된다. 더 나아가 사고, 느낌과 행동의 복잡한 상호작용에 의해 고통이 없어지기를 기다리고 슬픔을 희망으로 변화시킬 수 있도록 하는 것으로 이러한 견뎌냄의 전략에 의해 편안함이 달성된다. 또한 불편함을 조절하는 실제적인 방식이 중요한데 즉각적이고 숙련된 기술로 신체간호를 제공하고 긍정적인 말을 해주는 것, 가족과 의료진이 옆에 지키고 있다는 느낌을 주는 것이 편안함을 달성하기 위한 과정이기 때문이다(Hawley, 2000).

대상자에 중점을 둔 편안함에 대한 접근도 있었는데, 병원에 입원한 만성질환 노인이 경험하는 편안함에 대한 반구조화된 설문지를 이용한 연구결과, 편안함은 질병과정과 관련이 있으며, 자아 존중감, 체위변경, 직원의 접근과 태도, 전반적인 병원생활에 영향을 미친다(Hamilton, 1989). Tutton과 Seer(2004)는 재활병원에 입원한 노인을 대상으로 편안함이란 지루하고 반복적인 '매일의 일상을 견뎌내기' 위하여 몸을 움직일 수 있다는 것에 '안심'할 수 있는 '상태'인 동시에 '과정'이라고 하였다. 또한 편안함에 대한 영향요인은 간호사 혹은 직원의 '접근' 여부, '접근' 방식과 '환자를 알아주는 것', 대상자가 원하는 '편안함에 초점을 맞추는 것' 그리고 '환경'이라고 하였다.

편안함에 대한 국내 선행연구를 고찰한 결과는 다음과 같다. Hybrid 모형을 이용하여 편안함의 개념분석을 한 결과, 편안함은 인지적 편안함, 자율적 편안함, 정서적 편안함, 사회적 편안함, 욕구 충족의 편안함으로 5가지 차원이 도출되었다(이숙자, 장성옥, 1996, 1999). 대상자가 인지하는 편안함의 의미를 밝히고자 하는 질적 연구 결과를 살펴보면 현상학적 방법을 적용한 양난영(2000)의 연구결과, 암환자가 항암요법 치료를 받는 중에 경험하는 편안함의 의미는 '나을 수 있다는 기대감이 생기고', 죽음에 대한 혹은 항암치료에 대한 '두려움이 옅어져 홀가분해짐'이며, 이로 인하여 '긍정적인 마음이 되어 여유로워짐'과 '본래 제 자신의 기운이 돌아오게 되는 상태'가 되어 '기분이 좋아지고' '새로운 삶의 의미를 깨닫게 되는 것'이다.

이상의 문헌고찰 결과, 편안함은 개인의 주관적인 경험으로 다각적인 측면에서 통합적으로 이해되어야 하며 개인의 질병 혹은 불편함과 관련이 있음을 알 수 있었다. 다양한 질환, 병동을 중심으로 연구가 계속 진행되고 있으나 노인은 치료보다 편안함의 제공과 같은 간호중재가 더욱 중요함에도 불구하고 노인을 대상으로 한 연구는 드물었다. 특히 저소득 독거여성노인이 신체적 불편함을 가지고 입원하여 경험하는 편안함에 대한 연구는 국내에서 거의 전무한 실정이다.

따라서 본 연구자는 현상학적 접근을 사용하여 대상자의 입장에서 저소득 독거여성노인이 입원생활 중 경험하는 편안함의 의미본질과 구조를 밝히고자 한다.

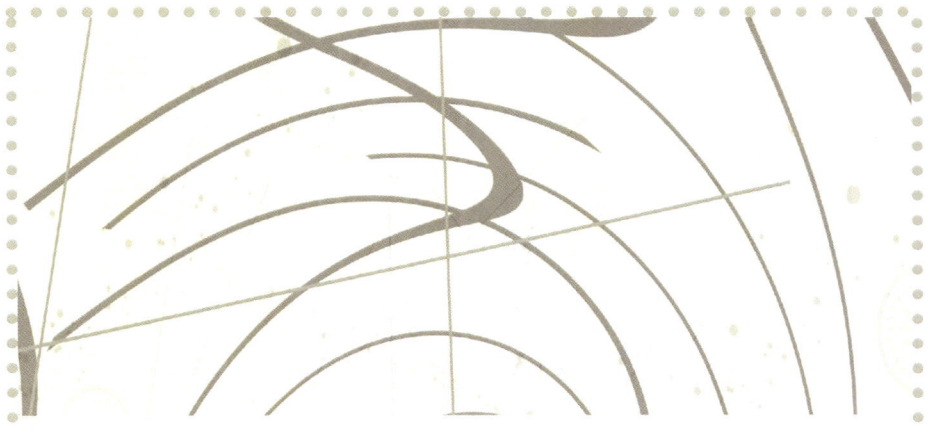

Ⅲ. 연구방법

본 장에서는 입원한 저소득층 독거여성노인이 체험한 편안함의 의미에 대한 이해와 본질적인 구조를 밝히기 위하여 Giorgi(1985/ 2004)의 현상학적 연구방법을 적용한 방법 및 과정에 대해 기술 하였다.

A. 연구 설계

본 연구는 시립병원에 입원한 65세 이상의 저소득층 독거 여성 노인을 대상으로 입원기간 동안 체험하는 편안함의 의미에 대한 본질과 구조를 밝히는 현상학적 연구이다.

B. 연구 참여자 선정

본 연구에서는 Giorgi(2003, 2004)가 제시한 연구대상을 결정할 때 탐색하고자 하는 현상을 경험한 자여야 하고, 그것을 충분히 기술할 수 있는 능력이 있어야 한다는 기준하에 연구기관과 연구 대상을 선정하였다.

먼저 연구기관으로 기초생활 수급자를 포함한 독거노인이 입원 하고 있어 연구 대상자 선정이 용이한 시립병원 두 곳을 선정하였으며, 서울시 E구에 위치하고 서울시가 직접 운영하는 공공의료기관으로 기존의 결핵병원에서 2004년에 노인 병동으로 개원한 일개 노인 전문 병원과 시립 정신병원에서 1997년에 새로이 개칭한 일개 노인 전문 병원이었다.

연구자는 연구하고자 하는 기관의 장과 간호부장에게 공문을 보내 구두로 허가를 받았다. 이후 서울과 경기 지역에 거주하고 퇴행성 질환 및 급만성질환의 치료를 위해 시립병원에 입원하여 중재적 시술 및 약물 치료를 받고 있는 65세 이상의 저소득층 여성 독거노인 중 본 연구의 목적을 이해하고 의사소통의 장애가 없으며 자신의 경험을 말로 표현하는 능력에 문제가 없는 자를 참여자로 선정하였으며 최종적으로 본 연구의 참여자는 연구의 목적을 이해하고 연구 참여에 동의한 5명이었다.

연구자는 독거 여성노인들과의 인터뷰를 위해 선정한 두 개의 병동 중 한 병동은 총 50병상으로 노인성 퇴행성 질환을 비롯해 심혈관계, 호흡기계 질환을 가진 노인들이 입원하고 있었으며, 의료 인력은 간호사 13명, 간병인 5명과 가정의학 전공의 3명이었다. 이 중 의사의 경우는 본 병동과 호스피스 병동을 함께 담당하였고, 노인대상자에게 무료로 간병을 제공하는 간병인의 월급은 국가보조로 지급되었다. 병동일정은 식사제공 후 의사, 간호사의 회진이 있었고, 그 후 치료나 검사가 이루어졌으며 오후에 외출을 나간 환자를 제외하고는 병원주변 산책, 운동 및 여가활동을 하며 지내고 있었다.

참여자들의 특성을 대략적으로 살펴보면, 서울 경기 지역에 혼자 살고 있는 저소득층 독거 여성 노인으로 나이는 60대 후반 2명, 70대 1명과 70대 후반 1명, 80대 후반 1명이며 무교인 2명을 제외하고는 나머지 3명은 종교를 가지고 있었다. 거주형태는 3명은 임대아파트, 2명은 일반 주택에 세를 들어 살고 있었다. 유병기간은 골절을 입은 경우를 제외하고는 심장질환, 폐결핵, 만성폐쇄성폐질환으로 10년 이상 질병을 앓아오고 있었으며 1명은 만성심부전과 안질환을 앓고 있었다. 참여자들은 모두 무직이었으며 병원에서 제공하는 무료 간병인을 이용하는 경우가 3명, 나머지 중 1명은 무료 가정 도우미 서비스를 받고 있었다. 5명 모두 기초생활 수급자이며 의료보호 1종 대상자들로 기초생활 급여를 지원받고 일부 생필품을 동사무소에서 지원받아 생활을 하고 있었다.

C. 자료수집 방법 및 절차

자료 수집은 심층면담을 통해 이루어졌다. 심층면담은 참여자와 연구자가 대화를 통해 참여자가 경험한 것에 대한 의미를 탐색하기 위해 사용하는 방법(신경림, 1998/1996)으로 연구자의 선이해를 판단 중지함으로써 참여자의 입장에서 경험하는 현상에 대한 의미를 밝히는 것이 중요하다(Marshall & Roseman, 1999). 또한 현상학적 질문을 형성하는 데 있어 중요한 점은 지향을 두고 있는 현상에 대해 미리 결정적으로 알고 있었던 것을 의도적으로 배제하는 판단중지를 통해 드러나고 있는 현상에 대해 어떠한 제한도 두지 않은 채 현존하는 것을 그대로 취할 수 있다는 것이다(신경림 등, 2004).

이와 함께 Giorgi가 2003년 한국 질적 연구 센터에서 진행한 동계 질적 연구 방법론 강연에서 사용했던 예시는 연구자가 판단중지를 이해하는 데 많은 도움이 되었다.

"판단중지라는 것은 과거의 경험을 모두 없앤다는 것은 아닙니다. 내가 아담과 이브처럼 전혀 역사도 없고 경험도 없고 과거가 없는 사람이 된다는 것은 아니고 여기와 유관한 경험을 판단 중지한다는 것입니다, 예를 들어서 다음의 사례에서 S는 레시피(racipe)가 간단하기 때문에 그냥 기억할 수 있을 거라고 생각하고 10일 후에 해봤다고 했잖아요. 제 경험상 '이거는 뭐 이해가 가. 난 기억력이 좋으니까' '옛날에는 기억력이 좋았으니까 적어도 난 기억력이 좋으니까' '이 사람도 그럴 수 있을 거야'라고 생각했습니다. 이것은 제 경험을 비추어서 이 대상자(S)가 이렇게 할 수 있겠다고 생각하는 것입니다. 10일 후에 할 수 있겠다고요. 그런데 만약 '왜 이렇게 기억력이 나쁜 거야' 이렇게 얘기한다면 그것은 제 경험이 여기에 개입이 되는 거죠. 그렇기 때문에 그 부분에 대해서 판단중지를 해야 한다는 것입니다(Giorgi, 2003)."

본 연구자는 입원한 독거 여성노인과 현장에서 접촉한 경험이 있기 때문에 그들에 대한 가정, 편견이 있을 것으로 생각되었다. 따라서 면담을 시작하기 전에 판단중지 과정을 위해 자료 수집이 완전해질 때까지 심층 문헌고찰을 자제하였으며, 연구자의 가정과 편견을 설명하는 것으로 시작하였다. 연구자의 가정은 다음과 같다.

1. 입원한 저소득층 독거 여성 노인이 체험하는 편안함은 일반 노인의 경험과는 다를 것이다.
2. 입원한 저소득층 독거 여성노인은 경제적인 부담으로 편안함을 경험하기 어려울 것이다.
3. 입원한 저소득층 독거 여성노인이 경험하는 편안함은 만성질환의 증상과 관련이 있을 것이다.

4. 입원한 저소득층 독거 여성노인이 경험하는 편안함은 주위 사람, 의료진, 동료 환자에 의해 영향을 받을 것이다.
5. 입원한 저소득층 독거 여성노인이 경험하는 편안함은 보조받는 지원정도에 따라 달라질 것이다.
6. 현상학적 접근을 위한 면담을 통해 저소득층 독거 여성노인의 입원경험은 새로운 의미를 찾을 수 있을 것이다.

이후 면담 시작 시 실질적인 문제를 점검하여 누락되거나 오류를 범하지 않기 위해 예비조사를 실시하였다. 예비조사에서는 2명의 연구 참여자와 만나 면담하는 과정에서 질문의 내용을 노인들이 이해하기 쉬운 용어로 수정하고 질문의 순서와 항목도 다소 조정하는 과정을 가졌다.

심층면담을 통해 얻어진 참여자의 진술 중 공통적인 하위구성요소가 발견되고 구성요소를 설명하는 충분한 기술들이 완성되고 더 이상 차이점이 발견되지 않는 시점까지(Giorgi, 2003) 자료를 수집하였으며, 심층면담은 1회에 40분에서 90분 정도가 소요되었고 연구 참여자별로 진행된 면담횟수는 최소 2회에서 최대 6회였으며 자료수집 기간은 2005년 12월부터 2006년 5월까지였다.

연구자는 입원을 하고 있는 독거노인을 만나는 현장에서 인터뷰를 시도할 때 편안함에 대한 연구자의 과거 경험과 편견이 개입되지 않도록 질문을 최대한 자제하면서 참여자의 진술을 들으려고 노력하였으며, 참여자의 진술을 기술하고 분석하는 과정에서도 과거에 학습했던 노인에 대한 이해, 지식, 경험과 편안함에 대한 가정들이 분석과정에 개입되지 않도록 참여자가 진술하는 내용에 대해 비평을 하거나 회의를 제기하지 않고 그대로 받아들이는 태도를 취했다.

면담 초기에는 연구 참여자와의 신뢰관계 구축을 위해 사소하고 일상적인 대화를 나누며 편안한 분위기를 조성하고자 노력한 후 자신의 이야기를 솔직하게 하기 시작할 때 연구를 위한 심층 면담으로 들어갔다. 예를 들어, 면담을 시작하기 위해 병원생활에서 겪은 일에 대해 말하거나, 과거의 자신의 일상생활 경험에 대해 말하는 시간을 가지기도 하였다.

이에 따라 초기의 인터뷰 질문은 다음과 같다.

"언제부터 질환을 앓게 되었습니까?"
"신체적 고통을 느꼈을 상황에 대해 이야기해주시겠습니까?"
"어떻게 해서 병원에 오셨습니까?"
"입원과정에서 도움을 받을 수 있는 사람은 있었습니까?"
"병원에 입원 후 어떻게 지내셨습니까?"
"입원 중 편안함을 느꼈던 경험에 대해 말씀해주시겠습니까?"
"병원에 와서 어떠한 치료를 받고 계십니까?"
"편안하다는 것에 대해 어떻게 생각하고 계십니까?" 등이었다.

이후 2차면담부터는 참여자의 말이 잘 이해가 되지 않는 부분을 확인하는 질문이나 신뢰성 확인을 위한 반복질문이 이루어졌으며 구체적으로 발견된 범주나 과정을 확인하기 위한 질문이 이루어졌다. 면담 후에는 연구 참여자의 표정과 같은 비언어적인 표현이나 연구자의 느낌과 떠오르는 생각을 면담일지에 기록해 두었다.

또한 인터뷰 내용은 녹음기로 녹음한 후에 연구자가 녹취 내용을 들으면서 직접 컴퓨터를 이용하여 필사하였으며, 필사하는 데 소요된 시간은 참여자의 억양이나 사투리 사용 등에 따라 차이가

있어 40분 정도의 인터뷰 분량을 녹취하는 데 약 2~3시간 정도
가 소요되었고 90분 정도의 인터뷰는 약 6~7시간 정도가 소요되
었다. 인터뷰 장소와 일시는 참여자의 편의성을 고려하여 결정하
였고 장소는 대상자가 입원하고 있는 병동의 휴게실이나 대상자
가 머물고 있는 침상에서 이루어졌다.

D. 자료 분석

Giorgi의 연구단계는 구체적으로 설명된 단계마다 개념화되어
있으며 구조를 다루는 과정이 단계별 또는 시간별 맥락을 따라
체계적으로 조직되어 있고 절차는 전체적 인식, 의미단위 구분,
의미단위의 학문적 용어로의 변형과 구조로 통합의 4가지 단계이
다(Giorgi, 2003, 신경림 등, 2004).

1. 전체를 인식하기(Sense of the whole)

전체적으로 연구할 내용을 인식하기 위해서 연구자는 어떤 특
별한 태도를 취하지 않고 개방적 태도를 가지고 마음을 비운상태
에서 인터뷰 내용을 읽는데 이 시기에 연구자는 스스로 연구 대
상자의 입장에 감정이입을 시도하며 연구 대상자가 정확하게 표
현했던 의미를 그대로 파악하기 위하여 연구자 자신의 편견과 전
문지식을 배제하려는 시도를 한다(Giorgi, 2003, 신경림 등, 2004).
본 연구자는 먼저 자료에서 무슨 일이 일어나고 있는지에 집중
하면서 처음부터 끝까지 있는 그대로를 따라가는 자연적 태도를

가지고 65세 이상의 저소득층 독거 여성노인이 입원 생활을 하는 동안에 경험한 편안함에 대한 기술 내용을 전반적으로 파악하고자 하였다. 그 다음에 전체에 대한 인식을 확고히 하기 위해 다시 한번 읽어보고 다시 처음으로 돌아가는 방식으로 전체를 읽어내려 가서 참여자의 기술 전체에 대해 제대로 인식할 수 있을 때까지 여러 번 반복하여 읽었다.

2. 의미단위 구분하기(Breaking of the meaning unit)

단위(unit)는 각각의 구절이 구별 가능하도록 구분하는 기술의 한 부분이라고 정의할 수 있다. 이는 연구자가 자료를 분석하기 위한 준비과정으로 다양한 방법을 이용하여 연구자를 위한 의미단위를 구분하는 것이다(Giorgi, 2003, 신경림 등, 2004).

본 연구자는 의미단위를 구분함에 앞서 편안함에 대한 경험을 기술하는 것이 아니라 참여자가 체험한 편안함의 의미를 찾는 것이 연구의 목적임을 기억하면서 간호학적 관점에서 연구자의 노인에 대한 경험과 편안함에 대한 편견을 판단 중지하기 위해 참여자의 기술이 다른 문헌에서 보았던 것과 유사하다거나 많은 차이가 있다거나 하는 비평이나 회의를 가지지 않는 태도를 취하고자 노력하였다.

이후 의미단위를 구분하기 위한 과정으로 먼저 참여자가 진술한 내용을 읽어가면서 간호학적 관점으로 의미의 변경이 있는 곳에 밑줄을 그어 표시하였다. 예를 들어 참여자 1이 '각혈을 해서 병원에 방문하였는데 주일에는 의사가 없었다. 그래도 주말 당직 의사가 있어 증상에 대한 처치를 받고 입원할 수 있었다. 입원 후 침대에 누우면 편안하다. 또 주사를 놔주고 그러면 마음이 안정되면서 불안하지 않고 내 집에 온 것 같아서 마음이 편안하다.'라고 진술한 경우, 이를 '각혈로 병원에 와서 당직의사에 의해 입원이 가능하여 침상에 누우니 편안하다'는 입원 결정 후에 경험하는 편안함의 의미이고 '투약을 해서 불안함이 감소되었다'는 투약이라는 실제적인 간호를 받아 불안감이 줄어든 것이기 때문에 간호학적 관점에서 의미의 변화가 있었다고 생각하여 표시하는 방식을 취하면서 의미단위를 구분하였다<표 2>.

〈표 2〉 참여자 1의 의미단위 구분의 예

---

76. 주일에는 의사들이 없는데……
    의사들은 없어두 당직의사가 계시지. 그래서 그분이 보고 내 얘기를 들어보고 해서 올라오게 된 거죠. 올라오면은 자리에, 침대에 누워 있으믄 마음에 안정감이 들어요. 휴~하는 느낌이 들고 편안하지.

77. 편안하구 또 인제 쫌 있다 보면 주사도 가져오고 마음이 안정되면서 불안하지 않고 내 집에 들어 온거 모양 마음이 편안하죠.

78. 들어오자마자 주사를 맞고?
    예. 산소를 벽에 있는 거를 꼽고 나는 숨이 많이 차요, 원래 장애 1급이예요. 지금두 힘들으면 화장실만 갔다오면 숨이 차고 그래요. 조금 움직이면 숨이 차고 그래요.

79. 혼자서도 산소 꼽는 것이 가능한가?
    예. 산소 그 메타기에 물이 들어 있고 이렇게 방울만 올리면은 그 천천히 올라가지요. 의사선생님이 항상 2에다 놓고 하시오 했기 때문에 2에 놓고 산소를 꼽지요. 귀에다 이렇게 해서……

80. 여기 오셨을 때도 산소치료 했나?
    예. 그렇지요 죽어도 내가 이렇게 편안한 곳에서 죽으면은 참 마음에 안정을 찾으면서 죽을 거 같으다. 그런 생각을 하면서요.

또한 질적 연구의 도구인 연구자 자신의 신뢰도와 타당도를 높이기 위해 본 연구자는 박사과정 동안 질적 연구 방법론에 대한 수업과 질적 연구 센터에서 개최하는 워크숍 등에 참여함으로써 연구를 위한 준비를 하였으며 연구자의 간호학적 민감성을 위해 자료 분석 과정에서 편안함과 관련된 개념을 다루는 학술적 문헌을 고찰하면서 모든 의미단위를 연구자의 입장으로 기술하였다 <표 3>.

〈표 3〉 참여자 1의 의미단위에 대한 연구자의 기술

의미단위 76.	76. O는 당직의사에게 상태를 이야기하고 입원을 하고 침대에 누우면 휴~하는 느낌이 들면서 안정되었다.
의미단위 77.	77. O는 입원하자마자 처치를 받으면 불안감이 사라지고 내 집에 왔을 때처럼 안정되었다.
의미단위 78.	78. O는 입원 시에 숨이 많이 차는 호흡기 장애 1급이기 때문에 힘들면 조금만 움직여도 숨이 차다.
의미단위 79.	79. O는 오랜 투병생활로 산소 치료법을 스스로 할 수 있도록 담당의에게 교육받았다.
의미단위 80.	80. O는 입원 후에 치료를 받고나니 마음이 안정되었다.
의미단위 81.	81. O는 각혈을 하면서 죽음을 생각하는데 왜냐하면 각혈로 인해 어지러움이 생기고 정신을 차리지 못하고 고개를 숙이면 피가 응고되어 질식할 수도 있기 때문이다.

3. 의미단위를 학문적 용어로 변형함
(Transformed meaning unit)

연구자는 현상학적 환원(reduction)의 자세에서 참여자의 기술로 돌아가 연구 중인 현상이 보여주는 어떤 것을 간호학적 관점에서 판단한다. 즉 앞의 단계에서 구분해 놓은 의미단위들을 서로 대조함으로서 관련성을 찾아내고 가장 적합하다고 생각되는 학문적 표현으로 전환하는 것이다. 그러나 적합하게 함의된 학문적 용어가 존재하지 않는다고 판단될 경우에는 현상학적 관점에 의해 개발된 상식의 언어를 사용할 수도 있다(Giorgi, 2003, 신경림 등, 2004). 본 연구자는 구분해 놓은 의미단위를 서로 대조하면서 관련성을 찾고 가장 적합하다고 생각되는 학문적 용어로 전환하는 과정을 거쳤다. 예를 들어 '병원에 입원하는 것이 편안할까?' 혹은 '주사, 산소치료가 용이한 것이 편안할까'를 생각하면서 편안함의 의미에 좀더 적합한 간호학적 용어를 찾으려고 노력하였다. 그러나 간호학적 용어가 존재하지 않는다고 느껴질 때는 상식적 용어를 사용하여 변형하였다. 이처럼 의미단위를 간호학적인 표현으로 변형하는 과정에서, 입원한 저소득층 독거 여성노인이 경험한 편안함 현상에서 간호학적 의미를 선별하면서 의미단위에 대한 학문적 표현으로의 변형을 시도하였다. 예를 들어 각혈을 하고 병원에 입원한 독거노인이 느낀 안정감이 편안함을 이해하는 데 간호학적 의미가 무엇인지를 질문하면서 'O는 입원 후 바로 우호적 처치를 받아 안정감이 들고 불안함이 감소하였다'라고 변형하였다(표 4 참조). 이 시기에는 유사한 의미단위를 묶어서 하나의 변형된 기술로 사용하였다.

4. 구조로 통합하기(Synthesis of structure)

연구자는 자유로운 창조적 사고를 통해 서로 얽혀 있는 의미와 관련된 구성요소들을 재편성하고 그것들이 원래 사건의 유형을 정확하게 설명해 주도록 시간적인 순서로 배열한다. 또한 중복되는 진술을 버리고 참여자의 언어로 1인칭 관점에서 기술된 사건을 3인칭의 객관적 언어로 재기술한 후 진술에 대해 학문적 관점에서 분석을 시도하는 것이다(신경림 등, 2004). 그 다음으로는 개별적인 구조에 집중하면서 시간적 흐름에 따라 구조를 도출한다. 여기서 시간적 흐름이란 실제의 시간과는 다소 차이가 있으며 의미구조를 도출하기 위해서는 계속적으로 원자료로 돌아가 읽으면서 과연 구조가 타당한가를 점검하는 과정을 거쳐야 한다(Giorgi, 2003, 신경림, 2004).

본 연구자는 각 참여자별로 서로 얽혀 있는 의미에 따라서 관련된 하위구성요소를 통합하여 구성요소를 도출한 후 저소득층 독거 여성노인의 입원 중 편안함에 대한 구조(structure)를 형성하기 위해 다음과 같은 과정을 시도하였다.

우선 5명의 참여자 기술을 대상으로 하여 편안함을 의미하는 데 있어 변하지 않는 본질은 무엇인지, 그리고 조금 더 일반화된 차원에서 편안함과 관련된 기술이 가지고 있는 공통적인 본질은 무엇인지에 대해 살펴보았다. 그 다음에 공통적인 본질이라고 판단되는 추상화된 구조를 구성하는 진술(Constituent statement)들이 원래 사건의 유형을 설명해줄 수 있도록 시간적인 순서로 배열하면서 구조(General structure)에 대해 서술하였다.

<표 4> 참여자 1의 진술에 대한 학문적 용어로의 변형

---

76. 주일에는 의사들이 없는데……
    의사들은 없어두 당직의사가 계시지. 그래서 그분이 보고 내 얘기를 들어보고 해서 올라오게 된 거죠. 올라오면은 자리에 침대에 누워 있으믄 마음에 안정감이 들어요. 휴~하는 느낌이 들고 편안하지.

77. 편안하구 또 인제 쫌 있다 보면 주사도 가져오고 마음이 안정되면서 불안하지 않고 내 집에 들어온 거 모양 마음이 편안하죠.

76 - 77. O는 입원 후 전문인의 처치를 받으면서 안도감이 들고 불안함이 감소하였다.

80. 여기 오셨을 때도 산소를 꽂으셨나? 예. 그렇지요 바로 치료를 받았어요. 죽어도 내가 이렇게 편안한 곳에서 죽으면은 참 마음에 안정을 찾으면서 죽을 거 같으다.

81. 각혈을 하면은 언제나 이 죽음을 생각하게 되거든요. 피가 생명이 잖아요. 생명이 많이 나오면서 사람이 어지러운 기가 들거든요.

82. 어지러운 기가 들어 갖고 그때 정신을 안 차리면 고개를 수그리면 피가 나오다가 멈추면은 그게 굳어 그러면 질식하는 거지요. 여기서 그렇게 하더라도 이 병원에서 임종을 맞이한다 하더라도 편안한 거지요.

80 - 82. O는 각혈로 인해 죽음의 공포를 느꼈으나 입원 후 즉각적인 처치를 받은 후 임종을 수용하게 되었다.

E. 연구의 신뢰도와 타당도 확인

Giorgi(1997)에 의하면 질적 연구의 신뢰도와 타당도에 대한 질문이 양적 연구(quantitative research)와 동일하게 적용될 수 없음을 경고하였다. 질적 연구의 신뢰도와 타당성을 연구 과정이 체계적(systematic)인가, 연구 방법이 접근 가능한가(accessible), 연구 결과가 적용 가능한가(applicable) 그리고 연구결과가 비판적(critical) 타당성을 갖는가의 4가지 기준으로 평가하였다.

체계적이라는 것은 규칙, 개념 혹은 의미들로 규정된 각 부분들이 다른 부분들과 연관성을 가지는 것을 의미하는데 본 연구자는 '입원한 저소득층 독거 여성 노인이 체험한 편안함은 어떠하며 그 체험의 의미구조는 무엇인가'에 대한 연구 문제를 위해 참여자의 진술을 의미단위로 구분하였고 유사한 의미단위를 묶어 하위구성요소로 명명한 후 몇 개의 하위구성요소를 구성요소로 범주화하는 과정을 거쳤다. 그 과정을 거치면서 각 개념 간의 연관성을 비교하고 참여자 간에 공통점과 차이점을 지속적으로 대조하였으며 마지막 구조를 밝히는 과정에서는 각 주제의 연관성을 살펴 시간적 맥락으로 배열하는 과정을 거쳤다.

접근 가능성은 연구하고자 하는 의도를 가진 학계의 모든 사람들이 그 방법적인 절차를 따를 수 있는 것을 의미하는데 본 연구자는 연구 참여자를 선정하는 과정에서 Giorgi(1997)가 제시한 2가지 즉 그 현상에 대한 경험을 가지고 있는 사람으로 그 경험에 대한 풍부한 기술을 제공할 수 있는 사람으로 선정하는 것을 따랐다. 또한 일관성을 가지고 Giorgi(2003)의 기술적 현상학 연구 방법의 4단계를 따라 분석하였다. 적용 가능하다는 것은 연구한 상황 이외의 다른 상황에도 적용 가능한 것을 의미하는데 충분한 기술을 확보하여 연구 상황 이외의 맥락이나 장소에서 연구 결과가 적용될 수 있는 정도를 의미한다. 이를 위해 연구자는 참여자의 기술 중 공통적인 주제가 발견되어 주제를 설명하는 충분한 기술들을 추출할 수 있고 더 이상 차이점이 발견되지 않는 시점까지(Giorgi,

2003) 면담을 지속적으로 수행하였다. 마지막으로 비판적이라는 것은 연구 집단의 자격 있는 구성원들이 연구결과를 결정적으로 정밀하다고 판정하는 것을 의미하는 것으로 Giorgi(2003)는 연구결과에 대한 비판에 대비하여 경험론적인 기준(criteria)을 따라가기보다는 밝혀진 본질(essence)에 대한 예외를 찾을 것을 제안하고 있다. 따라서 본 연구자는 '입원한 저소득층 독거 여성노인이 체험한 편안함의 의미구조'로 다시 돌아가 그 의미의 예외를 찾고자 지속적으로 노력하였다.

F. 윤리적인 고려

연구 참여자의 사생활 보호를 위해 연구기관의 기관장으로부터 연구목적과 연구기간에 대해 공문을 통해 공식적인 승인을 얻었으며 연구 참여자에게 인터뷰 전에 연구목적에 대해 설명하고 동의를 구하였다. 연구 참여자가 65세 이상의 노인이었으므로 연구자가 직접 연구동의서의 내용을 읽어주면서 연구를 위해 수집된 개인적인 자료는 연구 이외의 목적으로는 사용되지 않을 것과 연구 종료 시에 모든 자료는 폐기될 것임을 설명하였다. 또한 연구과정 동안 참여자는 언제든지 연구 참여를 철회할 수 있으며, 연구 참여로 인한 이득과 손실 및 사례지급에 대한 부분을 구체적으로 설명하였고 이에 대해 이해하고 연구 참여에 동의하는 경우 참여자가 자발적으로 연구 참여 동의서에 서명하는 과정을 거쳤다. 또한 사후 익명성과 비밀보장 및 녹음된 내용의 필사 시 대상자의 이름이 외부에 노출되지 않도록 기호로 표시하는 등 세심한 주의를 기울였다.

　또한 참여자와의 면담을 시작하기 전에 전화를 걸어 면담을 위한 시간, 장소 및 다른 협조사항에 대해 논의하였다. 연구를 진행하면서 참여자 중 일부는 자신의 개인적인 정보가 혹시 외부에 누출되어 자신에게 있을지도 모를 불이익에 대한 우려를 표현하기도 하고 솔직한 자신의 경험을 털어놓는 것을 꺼리는 경향도 있었다. 이에 대해 모든 면담내용은 익명으로 처리되고 개인적인 정보가 외부로 유출되지 않을 것을 재확인시키고 지속적으로 우려를 표현하는 경우에는 철회를 받아들이기도 하여 대상자의 윤리적인 측면에 대한 고려를 하였다.

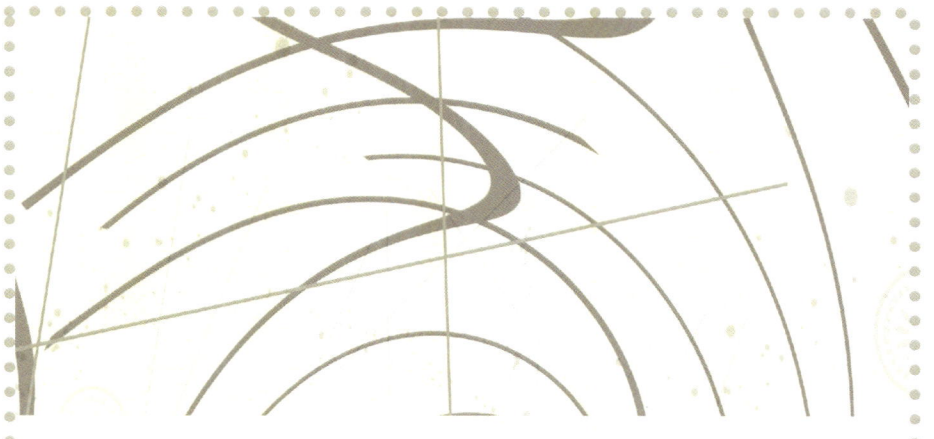

Ⅳ. 연구결과

A. 입원한 저소득층 독거여성노인이 체험한 편안함의 구성요소

본 연구에서는 입원한 저소득층 독거 여성노인이 체험한 편안함을 5개의 구성요소와 12개의 하위구성요소들로 범주화하였다.

본 절에서는 <표 4>에 제시되어 있는 구성요소들을 참여자들의 구체적인 경험적 진술과 함께 좀더 자세하게 기술하고자 한다.

1) 전문 의료인이 옆에 있어 마음이 놓임

본 연구의 참여자들은 만성질환의 재발로 인한 고통스러운 증상 악화로 '혼자'라는 무력감을 인식하였다. 이는 단순히 혼자 살고 있는 모습이 아니고 몸에서 느껴지는 고통스러움에 대한 대처가 불가능함을 인식한 것이다. 오랜 시간 동안 질병을 앓아왔기 때문에 스스로 관리할 수 있고 조절할 수 있는 능력을 가지고 있다고 생각했지만 고통스런 증상이 점차 심해지면서 통증, 호흡곤란, 각혈로 인해 몸을 움직일 수 없고 죽을 수도 있다는 공포를 느끼게 되면서 증상조절을 혼자서 책임질 수 없다고 생각하게 되었다.

이러한 순간에 손을 내밀어서 고통스러움에서 벗어날 수 있도록 도와줄 전문 의료인을 필요로 했기 때문에 질병 발생부터 알아온 병원을 찾아와 문제 해결을 위한 방안을 모색하게 된다. 질병을 앓아온 기간만큼 오래된 관계를 가져온 의료인은 무력감을 느낀 참여자들의 곁을 지켜주고 진통제, 산소치료, 지혈제 등의 처치와 간호를 신속하게 수행해줌으로서 혼자서 감당할 수 없는 고통과 공포가 느껴지던 상황이 호전된다.

● **24시간 의료인이 곁에 있어 의지할 수 있음**

의지(懿旨)란 마음을 붙여 도움을 받을 수 있음(박재언, 2001)으로 참여자들은 더 이상 혼자서 감당할 수 없다는 무력감을 느끼면서 의지가 되는 대상을 찾아야 하는 절체절명의 순간을 경험한다.

그러나 참여자들은 입원 후 병동에 있는 간호사, 간병인 그리고 동배환자들이 곁에 있다는 것에서 안도하였다. 친밀한 태도, 조용한 목소리, 부드러운 억양과 '괜찮아질 것이다'라는 긍정적인 말과 '부르면 바로', '가까운' 거리에서 지켜봐 주는 사람이 있음에 안전하다는 느낌을 가지게 된다. 참여자들은 '호흡곤란', '통증', '갑작스런 이상한 행동', '각혈'과 같은 위급하고 자신 스스로 통제가 불가능한 상황이 심신을 무기력하게 만들고 위축시킨다고 하였다. 따라서 가까운 거리에서 지켜봐주는 친밀한 태도와 자신의 문제에 함께 집중해주는 간호사와 의사에게 의지하고 있음을 알 수 있다.

참여자 1은 부모님은 보호자의 역할을 한다고 생각하고 있었는데 현재 부모님도 배우자도 없어 보호자가 없는 상황에서 경험하게 되는 '각혈'은 죽음을 생각하는 공포의 순간이었기 때문에 이러한 두려운 순간에 아침부터 밤까지 3교대를 하며 보살펴주는 간호사와 궁금한 것에 대해 세심하게 대답해 주는 의사는 의지가 되는 대상이었고 가족을 대신하는 간접적인 보호자라고 칭하였다.

편안한 거. 편안한 거는 부모님하고 있을 때 보담두 환자하고 의
사, 간호사 환자들을 다 보살펴 줄 수 있는 의사, 간호사가 친밀감이
있어서 또 맘에 의지가 되고 열 가지면 열 가지 다 묻는 대로 답변
해 줄 수 있어서 고맙고 우리가 어떤 병원에서 물어보면요 한 다리
빠지고 한 다리 걸치고선, 가면서 얘기를 해 주시거든요. 근데 여기
는 그게 아니고 의사 선생님이 하나서 열까지 다 서서 고대로 답변
을 다해주세요. 우리가 걱정되는 게 없이 우리가 뭐 한 가지 물어보
면서 이렇다고 하는데 이렇게 하면 어떨까 하는 의문점이 있으면 있
는 답변을 다 선생님이 얘기를 해주시고 그러니까 환자들 입장에서
굉장히 마음에 편안함을 느끼고 또 확실하게 솔직하게 만성이 되면
만성이 됐다. 숨김없이 약이 있으면 있다 없으면 없다 그렇게 얘기
를 해 주셔서 저희한테는 참 솔직한 게 좋아요. 또 간호사들이 3교
대를 하고 있으니까 나한테 호흡곤란이 다시 와도 걱정이 없지. 우
리 간호사들도 참 좋지요. 저기 딴 데 간호사들은 거리감이 좀 멀어
요. 뭐 좀 묻고 하면 모르고 하는데 여기 간호사들은 아주 친절해.
선생님이나 간호사나 의사나 환자들이나 간접적 보호자야. 나를 치
료해주고 나를 염려해주는 간접적 보호자. 원래 내 가족은 보호자의
역할을 직접적으로 해주는 거잖아. 그래서 내가 곤경에 처해 있을
때 나를 도와주는 거고 나를 항상 염려해주는 걸 믿고 살게 되는 게
가족이잖아요. (사례 1)

참여자 2는 목소리가 조용하고 표현이 부드러운 간호사의 태도
를 통해 혼자 있지 않았음을 느꼈다. 골절로 인한 통증에 의해 스
스로 움직일 수 없는 무력감을 느끼면서 독거노인으로서 도움을
요청하기가 쉽지 않았다. 그러나 병실 간호사의 친밀한 태도로 안
전해졌음을 알게 되었다. 더욱이 밤에도 잠을 자지 않고 진통제를
놓아주고 낮에는 간병인이 식사와 수면 시에 보조를 해주기 때문

에 더 이상 움직일 수 없는 무력한 존재였던 것에서 벗어나 의지할 대상이 있기 때문에 더 이상 혼자가 아닌 자신을 발견하고 안심하였다.

여그 간호사들은 참 난중난중 헙디다. 목소리도 조용하고 참 좋아. 그러고 주사 한대 나도라 허면은 의사가 간병보고 가던 꼴로 오시오. 인자 막 저거가 없응게 요까정 가오고 그러잖요. 간호원들 또 자다가 부르기만 하면 주사바늘 갖고 와서 놔주고 잠들도 못자요 교대해서 자잖아요. 그이들은 애 쓰드라고요. 모도, 의사선상들도 좋고 간병들도 좋고 시상에 내가 요새 가만히 와서 보니까 저런 간병 아줌마들 참 위해서도 많이 도와줘야겠습디다. 어째 그러냐면 다섯 명을 혼자 봐. 저녁으로. 잠을 못 자고 혼자. 여기서 끔벅 요리가고 저기서 끔벅 저리가고. 또 여기서 누가 밥 떠맥이 달라허면 여기 가고 저리 가고 불쌍하고 불쌍헙디다. 참 노력을 많이 불쌍허드라고요. 참. 난 참 아파서 누워 있지마는요. 그 아줌마들 잘헙디다. (사례 2)

참여자 3의 시각저하는 고립감을 가진 상태를 강화하기에 충분했다. 또한 시각저하에 동반된 복통은 더욱 두려운 공포감이었다. 보이지 않아 방향을 알 수 없고 고통스러워 움직일 수 없는 상황에서 벗어났음을 느끼는 것은 막연하게 들리는 사람들의 목소리와 고통스러움에 대한 처치를 받는 것이었다. 도우미가 오는 시간만 기다리던 때와는 달리 항상 주변에 사람들이 있어 자신에게 집중하고 있음을 느끼게 되면서 쓸쓸함이 덜해졌다.

집이서는 여기보담 더 쓸쓸하고 밖에 돌아다니지도 못하잖아 그래 도우미가 저거 해가지고 여기 세 번째 온 거야. 그러니 여기가 집보담 나아. 나한테는 …… 그렇지 않으면은 시설에 좀 소개해 달라고 해야 돼. 그래도 간호사널도 있고 저기 할머니들도 있으니까 내가 복지관 못 간 뒤로는 어따 얘기할 사람도 없었거든. 근데 참 깨끗하고 목욕도 자주 씻겨주고 그러잖아 아프다고 하면 와서 봐주기도 하고……. (사례 3)

참여자 4는 심장의 통증은 죽음으로 가는 신호라고 하였다. 심장이 조금씩 죄어오면서 식은땀이 나고 일체의 움직임도 불가능했다고 표현했다. 그런 순간에 아무도 도와줄 수 없음은 고립감을 넘어선 단절감이었다. 벗어날 수 없는 공포에 갇힌 것이었는데 우연히 길거리를 지나던 사람의 도움을 받을 수 있었던 것을 기억하면 병원에서 만나는 의사, 간호사는 의지의 대상이었다.

우리 선상님은 참 잘해 줘. 항상 아침에 회진돌때는 "어머니, 어제 어떠셨어요?" 하잖아 웃으면서 내 얼굴을 쳐다보면서 그런단 말이지 그거이 참 좋아 봬. 그리고 내가 뭔 일이라도 나면 도와줄 수 있잖아. 그거이 참 겁난다고 …… 내가 죽어도 아니 내가 이렇게 심장수술을 하고 집에 들어갈 돈도 없이 이 병원 저 병원을 전전해도 외국 아들한테 전화한통이 없어. 내가 허고 싶어도 번호가 바뀐 것인지 잘 못 하것어. 그러니 내가 죽으면 알것어. 내가 죽었다고 누가 알려주것어. 그러면 인제 지하고 나하고는 남인 겨, 아니 남만도 못한겨…. 안 그려. 내가 벌써 예순일곱 평생을 사는 데 이렇게 버려진단 말이지. 우리 형님은 딸만 셋 있는데 얼마나 좋아보이는지……. 내가 아파도 그 딸들이 찾아온단 말이지. 저거 엄마의 동상이라고…… 거그 엄마가 그렇게 허라고 했대……. 그런데 나는 아들도 있었는데 이렇게 산단 말이지. 그런데 간호사라도 있어 좀 친절하면 쓰것다 싶지. 몸은 어떻게 안 된다고 치고 맴이라도 편해지면 좋것다 싶지. 마음이 안정된다는 것이지 이제 불안하지는 않아요. 뭐시가 불안할 거가 있나요? 수술을 하고 났으니까 이제는 아프지 않겠죠. 선생님도 그렇게 말했어요. 앞으로는 괜찮을 거라고. (사례 4)

참여자 5는 호흡곤란을 느껴서 입원한 후에 치매 증세와 같은 이상하고 위급한 행동을 보이는 일을 몇 차례 경험하였다. 그런 순간이 지나고 나면 어떤 행동을 했는지를 느끼면서 점차 약해져 가는 자신에 대해 자신감을 잃고 해결에 대한 방법도 강구하지 못한 채 두려움의 시간을 보냈다. 주치의가 정신과에 의뢰하고 친구의 아들이 병실에서 지켜주고 간호사의 주의 깊은 간호를 받는 것은 혼자 내버려두지 않고 거두어 주는 사람이 있다는 안도감과 고마움을 느낀다고 표현하였다.

내가 무슨 일이 생겼을 때 그냥 내버려 두지 않고 거두어 줄 사람이 있는 거라고 생각해. 그 친구의 아들은 게가 어릴 때부터 내가 잘해줬어요. 그래 나를 잘 따랐다고 그런데 이제 이렇게 늙어서는 의지가 되요. 지난번에 내가 밤마다 옷을 벗고 욕을 하고 난리를 친다고 할 때 아들이 와서 보름을 같이 잤어요. 왜냐면 내가 불안하니까. 내가 그런 얘기를 하니깐 아들이 나를 붙잡아 준다고 왔어요. 근데 내가 정말 그날 밤에도 옷을 벗고 나갈려고 하더래요. 그리고 욕을 하고(눈물을 흘림)…… 그래 내 옷을 다 입히고 나를 진정시켰다고 해요. 간호사랑 같이. 내가 이렇게 자다보면 누가 와서 나더러 자꾸만 가자고 내 옷을 붙잡아요. 그래서 저리 가라고 손대지 말라고 저리가 하면서 소리를 치는데 검은 그림자처럼 보이는데 눈을 떠 보면 아무도 없어요. 그리고 소리도 없었대요. 내가 인제 치매가 되나 하는 생각까지 했어요. 얼마나 속이 상하던지. 그래 선생님이 정신과 선생님한테도 상담 받았잖아요. 근데 게가 보니까 내가 옷을 벗고 젊은 놈이 어쩌구 하면서 욕을 하더래요. 내가 너무 몸이 약해졌나 봐요. 이제는 자신감이 없어요. 내 건강에 대해 내 몸에 대해 자신할 수가 없어요. 그래 게가 와있는 동안 보름동안에 그걸 고쳤어요. 내가 또 그런 짓을 하면 게가 있어 도와줄 수 있잖아요. 내가 게한테 그렇게 말했어요. 나를 억제할 수 없으면은 치매 병원에다 처 넣고 너도 멀리 가라고……. (눈물을 흘림). 어떻게 하겠어요. 노망이 나는

가 본데…… 근데 다행이도 고쳤어요. 누가 옆에 있다는 것이 내가 마음이 놓이니까. (사례 5)

- **극심한 고통을 유발하는 문제를 해결하기 위한 신속한 치료를 받음**

참여자들이 병원에 찾아온 이유는 악화된 증상 혹은 고통을 해결하기 위한 것이었다. 그러나 참여자들은 문제에 대한 해결 자체만이 아니라 해결하는 과정에 대한 신속함이라는 시간성으로 인해 안도하였다. 신속함은 의료진이 참여자 개인에게 집중하고 있음을 의미했고 '바로' '오자마자' '금방' '빨리'라고 하는 단어들에서 느껴지는 위급함에 대한 통제를 의미했다. 즉 위급한 것으로부터 안전을 신속하게 보장해주는 행위를 통해 안도감을 느끼게 되었다.

참여자들은 생명의 안전을 위협당한다고 생각할 정도의 극심한 고통이 있었기 때문에 빠른 대처를 필요로 하였다. 참여자 1도 각혈을 하다가 고개를 숙이면 피가 응고되어 죽을 수 있다는 생각에 빠르고 정확한 처치로 각혈이 줄어들기를 바라고 있었으며 각혈이 줄어들면서 안도감을 느꼈다.

　　각혈치료를 다 하고 지혈 됐더래두 어느 정도는 해요. 그랬다가 괜찮으면은 인제 먹는 치료제로 돌리거든요. 그래두 계속 안 나오면은 안 먹었는데 어느 날 저녁에 밤에 자다가 일어났는데 괜히 울먹울먹 하더니 콕 뱉으니까 시커멓게 나왔어요. 그래서 이렇게 불 키고 보니까 시커멓게 나와서 콜을 눌러가지고 간호사 선생님 저 피 나왔어요. 그랬더니 간호사 선생님이 보시더니 바루 외래에 연락을 해가지고 주사가 나오고 그랬지요. 여기 와 갖구 한번 정도 한 거죠. 그 뒤로는 숨차고 근데 내가 폐를 오래 앓다 보니까 뭐 미생물, 이렇게 결핵균이 아니고 잡균 같은 거 인제 상처가 오래되면 거기에 곰팡이가 펴 있어가지고 이제 그런 곰팡이에 의해서 균 같은 것이 생겨가지고 그것 때문에 기침을 많이 하지요. 많이 하는데 이렇게 입으로 들어가는 거는 깨끗한 게 들어가는데 입으로 나오는 거는 그렇게 드러운 것 고름 같은 게 객담이. 고름같이 돼서 나오거든요. 그러므는 인제 여기서 네브라드라는 거 해 갖고 그냥 힘으로두 못 뱉어 내거든 찐덕거려 갖고 안 나오면은 힘으로두 않되요. 그러며 네브라드 갖구 인제 가습기 이렇게 목에 가습기를 하는 거예요. 가습기 역할을 하는 뭐 찍찍이라고 하는 거 있어요. 그래서 목에 그런 치료도 받고 있어요. 그래 인제 가래가 잘 안 빠지고 힘 빠지고 기침 많이 하고 이러니까 그런 치료를 받고 있어요. 뭐냐면 선생님한테 내가 삭신이 아파죽겠어요. 어디가 아파서 이렇게 죽겠어요 그러면은 피 검사를 하고 응급으로 쳐서 금방 나와 왜냐하면 인제 몸속에 뭐가 모지라면 전신이 다 아픈가 봐. 또 전해질이 모질란데야. 그러면 인제 그것을 주사로 놔주고 또 인제 요렇게 요렇게 해라 가르쳐 주고 그러니까 아픔을 가지고 있어도 금방 해결이 되는 거 같으니까 좋구. (사례 1)

참여자 2는 다리 골절 수술을 받고 조카 집에서 러시아 조카며느리의 돌봄을 받으면서 식사도 제대로 할 수 없었는데 입원하자마자 정맥주사를 맞고 진통제를 투여받은 후에는 숨쉬는 것이 나아져서 마음이 편해진다고 하였다.

요기 오니깐 링겔 주사 맞았어. 여그도 맞았고 그 숨이 가쁘다고.. 숨이 먼저부텀 괜찮았어. 약 먹고 그런데 뭔 일이 나니께 숨부텀 먼저 아픈디 바로 링겔 주사를 맞으니까 괜찮아졌어요. 그래서 마음도 편해졌어요. 그래도 움직거리는 거는 힘들어서 잘 못해두 이렇게 앉아 있기는 해요. 많이 앉아 있으요. 여그를 걸어 나가딜 잘 못한 게 어쩔 땍에는 휠체어 끌고 나가고 또 어쩔 때는 요것을 끌고 나가기도 하고 그리요. (사례 2)

참여자 3도 고통에 대한 빠른 조치에 대해 안도하였다. 항상 눈이 아팠는데 갑자기 다른 곳인 복부가 움직일 수조차 없을 만큼 통증이 심해져서 당황하였고, 어떤 조치도 취할 수 없는 무력 감을 느꼈다. 그러나 신속한 조치로 복통이 줄어들면서 안도하게 되었다.

배가 아파가지구 설사하구 그러니까. 수술하구선 아무것두 못하고 그냥 누워만 있었어. 다리가 뻣뻣해서 걸을 수가 없었어. 인제 낼 가서 실밥 뽑아. 배가 아파 가지구. 처음에는 (왼쪽 부분을 만지며) 여기가 아주 많이 아팠는데 그 다음에는 오른쪽으로 돌아갔어. 염증이라구 그러더라구. 염증. 그래서 수술해서 꿰매고. 저기 맹장은 오래 나두면은 복막염으로 뭐가 돼. 사진 찍었거든. 내가 배가 너무 아프다고 하니까 선생님이 검사하자고 해서 찍었는데 결과가 나오면 약도 바꾸고 수술도 할 수 있다고 했어. 바로바로 해 주니까 안심이 좀 돼. (사례 3)

참여자 4는 환자들이 바라는 것은 정확한 진단과 신속한 처치라고 하면서 현재 주치의는 자신의 상태에 대해 정확하게 진단을 하고 솔직하게 설명하는 것과 결과에 따라 빨리 처방을 변경해주므로 의사에 대한 믿음을 가졌다.

두 개를 넣은 거죠. 혈관 말하자면 뚫어 준 거죠. 혈관을 그래 가주구 머시기를 넣은 거요. 인조 거 머시기를 넣은 거요. 혈관 피가 통허게고롬. 그래서 두 간 데를 넣은 거죠. 계속 넣고 다니는 거죠. 넣어 갖고 있어야죠. 그래야 피가 통허죠. 그렇죠. 피가 안 통허기 때문에 그걸 넣 준 거조. 통허라고. 우리 선상님은 잘 보고 빨리 검사도 하고 약을 바꿔야 쓰것다 하는 결정도 신속하게 내려주지요. 그리곤 솔직하게 이야기를 해준다고 그런 것이 병을 곤치려는 우리 겉은 사람한테는 중요하다는 것이지. (사례 4)

참여자 5는 입원 당시에 겪었던 호흡곤란으로 생명의 위협을 느꼈지만 자신의 상태를 정확하게 판단하여 입원을 결정해주고 바로 처치를 받으면서 죽음에 대한 공포로부터 벗어나게 되었다. 호흡은 생명과 관련이 있다고 생각하고 있었기 때문에 신속함은 가장 필수적인 것이었다. 빠르고 정확한 처치는 공포스런 문제를 해결하는 데 결정적인 대책이었음을 느끼고 안도하게 되었다.

숨이 벌써 꽉 차고 숨을 쉬지 못할 정도로요. 그런데 여기 병원 선생님이 바로 입원시켜서 곧바로 정맥주사 맞고 대소변 받아내고 산소 꼽고 그렇게 있었어요. 그렇지 않았으면 죽었을 거예요. 저번에 입원했을 때는 18일 동안 그냥 앉아서 자다시피 그랬어요. 이것도 이렇게 올려가지고(이불을 접어서 쌓는 모습을 하면서) 움직이지를 못하니까 그냥 기저귀를 차고 그냥 눕지를 못하니까 누우면 숨이 차니까 계속 그대로 예예. 그래가지고 그렇게 18일 동안 그렇게 지내고 나니까 걸음을 못 걸었어요. (사례 5)

2) 고통스런 증상이 완화되어 몸을 다시 움직일 수 있음

참여자들은 질병으로 인한 고통을 두려움, 몸서리나는 것, 진저리 쳐지는 것으로 표현하였는데 시간이 지나면서 고통이 줄어들게 되고 완전히 사라졌다고 느꼈을 때 무력했던 몸에서 기운이 느껴지면서 기분이 좋아졌고 일상생활이 가능하였다. 질병의 특성상 다시 고통스러운 순간이 올 것을 알고 있지만 현재의 상황을 수용할 수 있고 몸이 가벼워짐을 느끼게 되었고 웃음도 나오면서 기분이 좋아졌다. 그러한 기분 상태를 그냥 기쁘다, 나을 수 있을 것 같다, 나아서 친구들을 만날 것을 생각하면 웃음이 나고 견딜 만하다는 긍정적인 사고를 가졌고 기분도 좋아진다고 표현하였다. 그리고 숙면과 식사가 가능해졌다. 통증으로 수면장애가 지속되어 수면제와 진통제를 복용하였고 수면제를 복용하여도 개운하게 수면을 취할 수 없었는데 통증을 비롯한 증상의 완화가 오면서 진통제 복용횟수도 줄고, 약물을 복용하지 않아도 수면을 취할 수 있다고 하면서 나아졌음을 표현하였다. 뿐만 아니라 입맛이 없어서 먹는 것이 힘이 들었었는데 입맛이 돌아오고 먹고 싶은 것이 생각나고 죽(粥)도 겨우 먹던 것에서 점차 식사량이 증가하였다. 이러한 변화는 움직일 수 없던 몸에서 힘의 증가를 느끼게 하였고 신체적인 기능이 정상화되면서 움직일 수 없던 것에서 벗어나 일상생활을 위해 스스로 움직임이 가능함을 느끼고 만족하였다.

● 몸으로 나타난 고통스러운 증상이 사그라짐

참여자들은 '조금 덜해지고', '움직일 수 있고', '훨씬 나아지는' 정도에서 신체적인 증상완화를 느꼈다. 즉 몸에 잦아들던 고통스러운 증상이 사그라지면서 편안함을 느꼈다. 만성적인 질환으로 인한 고통의 완화는 일시적인 것이고 고통은 재발 가능한 것이었기 때문에 참여자들은 '그럭저럭 살 것 같다', '좋다', '좀 낫다'라는 말을 하였다. 참여자들은 만성질환으로 오랫동안 고통을 받아오면서 질병으로 인한 완쾌를 바라지 않았고 움직임이 불가능했던 고통으로부터 조금 나아지고 덜해지는 완화됨으로 인해 견딜 수 있다는 생각을 가지게 되었다. 이는 고통에서 벗어나 긍정적인 느낌을 가지는 것이며 견딤의 과정으로 이행해가는 과정이었다.

참여자 1은 각혈을 하면서 고개를 돌리거나 숙이게 되면 피가 응고되어 죽을 수도 있다는 생각을 하고 있다가 각혈이 점차 줄어들고 산소를 투여하게 되어 숨을 쉴 수 있게 되자 안정이 되었다.

여기 들어올 적에 각혈을 했기 때문에 주사를 맞고 산소를 벽에 있는 거를 꼽고 나는 숨이 많이 찼어요. 치료 받고 나면 조금 덜해요. 요새는 항생제를 먹거든요. 기침을 많이 했었어요. 가래도 엄청 나오고 그랬거든요. 그런데 인제 항생제를 먹으면서 많이 기운을 차렸어요. 검사를 하고 그 약을 먹는 거예요. 약을 인제 한 2주 동안 먹고 2주 동안 먹었거든요. 내일이 수요일인데 낼 또 인제 검사를 한데요. 그러면 1주일이면 결과가 나오거든요. (사례 1)

참여자 2는 골절로 인해 스스로는 움직일 수 없었고 휠체어 (wheel chair)에 의지해야 했던 몸이 워커(walker)를 통해 통증 없이 움직일 수 있게 되자 심신의 안정을 표현하였다.

다리가 요기 올 때보담 많이 낫아졌어요. 왜 그렇가 하면은 그 외 두 개 세 개짜린가가 왜 있잖아요. 요렇게 밀고 댕기는 거 있잖아요. 고놈으로 밀고 다니면 걸어요. 뽀돗이 띠어요. 뽀~~돈이 띤든 있다 나중에는 댕김서 뽀~돈이 밀고 걸어요. 인자 내가 두어 번 왔다 갔다 혈 수 있어요. 그 짓도 못혔어요. 뭐더라 인자 나사 갖고 그 짓도 헝게 인자 심신이 편치. 모르긴 몰라도 나아졌어. (사례 2)

참여자 3은 시각저하가 있을 때 도우미의 도움을 받아 화장실을 갈 수 있었다. 지금은 복통이 완화되었기 때문에 도우미의 도움을 받으면 이동이 가능해졌다. 단순히 이동이 가능한 것이 아닌 시각저하에 더해졌던 고통스러움의 완화를 느끼면서 울음이 나왔다. 더 나빠지지 않았다는 느낌으로 고통스럽던 순간을 회상할 수 있었다. 참여자는 면담 동안 내내 수술 동안의 이야기를 계속했고 그러는 과정에서 점차 안정되어 갔다. 통증이 사라짐을 확인할 수 있었고 움직임이 가능하므로 만족하였다.

　　　　많이 좋아졌어. 이제 도우미가 도와줘서 화장실도 갈 수 있어. 맹장수술은 누구나 다 할 수 있는 건가 봐. (울음) 수술할 때는 아픈 것도 몰랐어. 안 아팠지. 마취하니까 수술 끝나고 올라와 가지구 마취가 끝나니까 이런 디가 아파. 다 끝나고 나니까는 다리가 아파. 등어리다 마취를 해 가지고. 많이 좋아져 가. 주사 겉은 거 맞고 약 먹고 그러니까 나아졌어. 수술이 잘 됐대. (사례 3)

　　참여자 4는 흉통의 순간을 '견딜 수 없음'으로 회상하였다. 가끔씩 주기적으로 반복되면 막연한 흉통의 징후는 아직 남아 있긴 하지만 통증으로 무기력해졌던 20분의 시간만큼 길지 않았고 현재는 수술을 마친 상황이기 때문에 통증이 다시 시작되지 않을 것이라는 믿음을 가질 수 있었다. 이러한 믿음은 통증의 양상에서도 느껴지는 것이었기 때문에 이제는 '그럭저럭 살 것' 같다는 표현을 하였다.

　　　　가슴이 아프고 수술한 뒤로 붓고 그럴 땍에는 아주 못 견디겠더라고. 막 졸리고 그런데 이제는 그럭저럭 살 것 같다는 생각이 들어요.

근데 어쩌다 한번씩 저기할 때가 있어요. 안 좋을 때가 있어서 떠금 떠금하고 머시기 어쩌다 한번씩 멍멍하니 그럴 때가 있어요. 그렇게 하고 1분도 안 가요. 그냥 먹먹하니 그래요. 쪼금 그때처럼 20분씩 그렇게나 가요. 그때는 여그가 막 통증이 오면서 사람 기운이 쪽 빠지고 식은땀 나면섬 그렇죠. 온몸이 그래요. 전체 몸이 힘이 쪽 빠지고 손도 차고 그러다가 그 상황이 지나가고 나면 좀 낫고 그러다가 다시 또 시작되면 아프고 그러죠. 이제는 훨씬 나아졌어요. 몸이 지금 수술하고 나서 좀 불었어요. 왜 그런지. 운동이 적어서 그런지. 왜 그러는가. 약이 그런가 모르지만 아무튼 살 것 같아서 좋아요. (사례 4)

참여자 5는 처음 입원할 때의 상황을 '기력이 사라진' 것으로 기억하였다. 그러한 시간과 현재가 비교할 수 있는 징후들 '숨이 덜 차고', '움직일 수 있고', '더 잘 먹고', '얼굴이 좋아짐'은 더 나빠지지 않고 좋아짐을 느낄 수 있는 징후들이었다. 기력이 사라진 불편함의 상황에서 벗어나서 좋아진 것 완전히 좋아졌다고 할 수는 없지만 증상이 완화되고 호전된 상황이었다.

자꾸 숨이 차가지고 기력이 사라져 버렸어요. 산소 그거 끼어도 소용없어요. 24시간 끼고 있어도 그냥 뭐 자질 못했어요. 티슈 이거 기침 허기 시작하면도 보통 이거 6~7시간. 그냥 막 밟아내는 거예요. 막막(휴지로 가래 뱉는 모습) 받아내는 거예요. 저 짝에서 누워 있었으니까 거짓말이 아니고 이거 뭐 하루에 다 써요. 그냥 다 썼어요. 그냥 메메 - 하면서 그냥 …… 기침이 나와요. 18일 동안 그러다가 나아가지고 나은 것이 아니라 진전된 거지요. 호전된 거지요. 지금이 훨씬 편하죠. 우선 숨이 덜 차고요. 걸어 다닐 때도 힘들었어요. 더 잘 먹게 되고 움직이는 것도 좋아지고 얼굴 같은 것도 좋아지고 숨쉬는 것도 훨씬 나아지고 그렇게 되니까 마음도 편하게 되고 그래도 이 병이 인제 완전히 좋아지는 거는 업고 좋아졌다 나빠졌다 그런데요. (사례 5)

● 몸의 생기를 되찾음

참여자들은 기운이 생기면서 기분 상태가 좋아지고 이를 '기쁨', '웃음', '걱정을 잊어버림', '속상하지 않음'으로 표현하였다. 즉 이제까지 '걱정거리', '속상한' 문제였던 고통스런 증상이 완화되고 몸에서 '생기'가 느껴지고 '움직일 수 있다'는 생각에 기분이 좋아졌다. 간절하게 바라던 증상조절이 가능해지자 막연하게 누군가에게 위안을 받았다는 표현을 하였고 이로 인해 기분이 좋아졌다. 이는 간절한 욕구가 충족될 때 느껴지는 만족감이었다.

참여자 1은 '위안'을 통해서 '웃음'이 난다고 표현했다. 완치보다는 몸 상태가 나아짐을 느끼게 되면서 기분이 좋아지고 마음이 기뻐진다고 하였다. 즉 고통스런 문제의 해결로 심신에 만족이 느껴지는 것이다.

위안을 받는 거야. 마음이 편안해지고 육신도 어딘지 몰르게 편안해지는 거지. 마음속에 기쁨이 오는 거지. 어딘지 모르게…… 그런 거지…… 그러구 또 마음에 내가 마음에 기쁨이 있으면은 주위 것도 다 내가 사랑스럽게 봐. 다 좋게 보이죠. 육신의 고통이 있어도 조금 쉽게 쉽게 넘어가는 거야. 내가 딴 사람들이 그렇기 아프면서도 웃고 사느냐 하고 묻거든. 어떻게 그렇게 안 잊어버리고 웃고 사느냐 하는데 그런 사람들을 보니까 내가 마음이 기쁘고 주위에 사람들이 나를 싫어하고 나를 핍박하고 그러면은 왜 나만 이렇게 사나 할 텐데…… 왜 나만 이럴 텐데…… 주위에 사람들이 그렇게 대해주니까 마음에 평화가 생겨요. (사례 1)

참여자 2는 골절된 다리 통증이 줄면서 자유로움을 느꼈고 주변에 친구들과 여가를 즐기고 싶을 정도로 여유를 갖게 되었다.

이 순간에 집을 생각하였다. 현재는 병원에 있지만 조그마한 자신만의 공간인 집. 그곳에서 '잠'을 자고 싶고 '앉아서 놀고' 싶은 공간이었다. 자신이 중심이 되는 공간이었고 혼자 있더라도 안심이 되는 순간이었다. 참여자가 의미하는 자유는 자신이 중심이 되어 의존하지 않아도 수면을 취할 수 있고 앉아서 쉴 수 있는 그런 공간에 있는 것 같은 느낌이었다. 이는 자신 안에 증가된 힘을 느끼는 것이고 자유롭게 움직이고 싶은 의지를 표현하는 것이었다.

> 딴 데 아픈디 없어요. 여기(다리)만 안 아프면 다른디 아픈 데는 없어요. 여기만 안 아프면 내가 날아댕기것어요. 날아댕겨. 내가 언제 그렇게 나사갖고 방이라고 좋으나 나쁘나 방이나 쬐갖허지마는 우리 방에 가서 좀 잠이라두 좀 자고 앉아가지고 놀기라도 했으므는 하는 그런 생각들이 들어가요. 인자 쪼께 나으니까 놀고잡어 기분이 좋게. (사례 2)

참여자 3은 눈의 통증이 있었을 때 도우미가 와서 치료를 받고 온 후 눈을 뜨는 것이 쉬워져 기분이 전환되었다. 그러나 눈의 통증은 일시적인 치료 후 얼마의 시간이 지나면 다시 시작되기 때문에 완전히 기분이 좋은 상태가 될 수 없었지만 치료를 받았다는 것에 의미를 부여하였다.

> 도미 왔을 때 갔다 왔어. 눈이 염증 있는 디다가 하얗게 껴가지고 약도 타가지고 왔어. 거기서 치료하구. 인제 또 금요일 날 또 가야지. 치료두 자주 다녀야겠어. 이것 때문에 치료 저 못 다녔잖아. 백내장인데 저기야 염증이 있대. 치료 받았잖아. 치료는 화요일 날 한 번 받았는데. 오른쪽이 자꾸 달라붙어. 내가 이렇게 자꾸 띠는데…… 자꾸 달라붙어서…… 어~휴 눈이나 밝아졌으면……. 그래도 기분은

좀 나아졌어. (사례 3)

참여자 4는 연구자가 수술 직후부터 면담을 하게 되었는데 무표정했던 얼굴에서 생기가 돌고 체중도 증가함을 알 수 있었다. 비록 가슴의 통증이 완전히 사라진 것은 아니지만 만성적인 질환을 오래 가지고 있어서 완치에 대한 기대는 없었으며, 어느 정도의 증상완화에도 만족감을 느끼게 된다고 하였다.

처음 올 때보담 많이 좋아졌죠. 편안한가 봐요. 몸도 붙고 몸이 좋아졌어요. 요샌 잘 웃게 되고요(웃음) 글쎄. 그래도 기분이 좋으면 편안하지. 저번에 심장 수술을 하고 국립의료원에서 나와서 여기에 입원했다가 형님하고 다시 국립의료원 간다고 생각하니까 좋고 기분이 좋고 편안하고 그러던데…… 사실 완전히 편할 수야 있나. 그때도 약간은 심장은 뜨끔 뜨끔하면서 아팠지만 수술을 인제는 했기 때문에 그렇게 많이는 아파지지 않을 거라는 생각이 들어가고 또 내 몸 상태를 다시 검사를 받을 수 있고 형님을 만나니까 마음도 안정되고 기분이 좋더라고…… 아마도 그때가 가장 편안한 것 같으야. 갈 땐에는 좋드만 인제는 아프지 않은 것도 아니지만 그래도 많이 나았응게……. (사례 4)

참여자 5는 입원 동안 방문을 오는 사람을 반갑게 맞이하고 웃음도 웃을 수 있는 여유가 생겼다. 증상이 심각하여 움직일 수 없었을 때에는 죽음도 생각하였지만 증상이 조절되면서 마음가짐이 달라지고 기분도 좋아지면서 스스로 움직임이 가능해졌다고 하였다.

이번에는 3개월쯤 있을까 하는데 3개월만 있으면 내 기분에 다 또 고칠 것 같아 내 기분에…… 먼저 번에 그 다 죽었다 싶었는데 마음가짐이 달라졌어요. 자신감이 생겨요. 먼저 번에는 아이 죽었구나 해서 아주 친구 아들한테 내가 어떻게 될지 모르니깐 통장주면서 통장이라고 해봤자 몇 만 원밖에 없지만 그래도 혹시 모르니깐 통장이랑 비밀번호 가르쳐 주고 하니깐 내가 지금부터 유언처럼 이야기하니깐 막 울고 그랬거든요? 기운차려야지 그러냐고 하면서…… 근데 지금은 오늘도 그 친구 아들이 왔다갔는데 기분 좋게 가고 내가 기분 좋아하고 하니까 웃음도 나오더라구요. 지금 생각에 이번엔 완전히 치유는 안 되더라도. 어느 정도 회복은 될 것 같아요. 예. 기분에……. (사례 5)

● 몸을 움직여 일상생활이 가능해짐

참여자들은 '입맛', '식사량', '소화기능'에 대해 언급하였고 '잠'과 '통증'을 연결 지어 설명하고 있었다. 즉 통증의 완화는 먹을 수 있고 잘 수 있음으로 인지하였다. 식사, 수면, 소화기능의 정상적인 상태는 회복과 연관되어 있었기 때문에 몸 상태가 어느 정도 정상으로 안정되고 있음을 의미하였다.

참여자 1은 각혈이 멈춘 후에 의사의 안정하라는 지시 때문에 침상에 누워 있지만 조금씩 움직임이 가능해지는 것을 느끼게 되고 아침밥을 먹을 수 있다는 것은 죽음의 고비를 넘겼음을 의미하기 때문에 마음에 안도감이 느껴졌다.

내가 살살 댕기면은 할 수 있어. 근데 의사선생님은 내가 살살 댕기다가 어떻게 해서 탁 각혈을 할까봐서 걱정이 되서 그러는 거죠. 그래서 의사 선생님이 항상 걱정이지 안정하라고 절대 안정하라고. 화장실만 계우 갔다 와갖고 침대에 누워서 안정하고 있는 거야. 안정하라구 해서 그때는 고개를 많이두 숙이지도 않고 그러죠. (중략) 저절로 나와 너무 감사하니까 벌써 다 죽었을 운명인데 이렇게 먹을 수도 있게 되었으니 고맙지 마음에 평화도 오지. 아 왜 이렇게 편안할 수가 없어 내가 가진 게 없어두 부자 부럽지 않지. (사례 1)

참여자 2는 6개월이나 지속되었던 수면장애가 사라지고 지속적으로 잠을 잘 수 있는 것에 대해 신체가 정상적으로 안정되어감으로써 받아들여 만족하였다.

여기 와서는 약 먹고 잠 잘 자고 아주 잠이 한없이 와요. 잠을 잘 온 게 아픈디도 들허고 참 살것어요. 좋은 걸 말을 안 해줬고 만. 여기 와서는 처음에 들어올 적에도 잠을 못 잤는 디 밤낮 누가 이렇게 주물러야 자지 혼자는 못 자요. 나라도 나 혼자서라도 이렇게 주물르면서 자야지. 근데 여 와서는 약을 갖다주면은 그놈 먹으면은 잠이 잘 온 게 얼마나 좋은지 모르것어요. 소변도 두 번 세 번썩 보러 일어나고 했는 디 잘하면 아침에 한번 보러 나가고 여와서는 좋아요. 잠이 잘 온 게 아픈 디도 들허고 참 살 것 같아요. 내가 통 잠을 못 잤어요. 육 개월 동안…… 근디 인제는 잘 자. (사례 2)

참여자 3은 식사가 원활해지면서 기력이 회복됨을 느꼈다. 수면문제는 주사를 맞아 약물의 힘에 의존할 수 있지만 식사를 할 수 있다는 것은 신체기능이 어느 정도 제자리를 잡아가는 것으로 판단하였다.

많이 좋아져가. 그러니까 주사 겉은 거 맞고 약 먹고 그러니까 나아졌어. 수술이 잘 됐데. 그런데 밥을 먹으려면 자꾸 짜구 그런데 뭐. 밥두 많이두 못 먹어. 밥이 돼서. 그래서 죽 먹잖아. 수술하구 나서 죽 먹어. 그렇게 아파서 잠이 안 왔어. 몸서리나게 아팠어. 수술한 디가 그런데 주사놔 주고 약 가져다주고 하니깐 조금 나아져서

저녁이면 잠을 자게 되었다니까. 자다가 아프기도 하지만 그래도 잘 수가 있어졌어. (사례 3)

참여자 4는 틀니를 하고 있었지만 음식의 맛을 느낄 수 있었고 식사가 가능해지는 것으로 안정을 찾아가는 것이라고 하였다. 지금까지 흉통을 겪으면서 음식 맛을 느낄 수가 없었는데 식사를 할 수 있는 그 자체를 신체기능의 정상화로 인식하고 기력이 회복되었음을 느꼈다.

(고개를 끄덕이며……)입맛도 돌아오는 거 같고…… 암만해도 틀니를 해서 씹는 거는 안 좋죠. 그래도 여기 음식은 괜찮아요. (식사가 들어오고……). 그렇지요. 아마도 행님이 있어서인지 마음이 놓이는 거는 있지요. 그리고 일단은 몸이 덜 아프고 그러니까 변비랑도 조금 없어져서인지 그냥그냥 견딜 만하다는 생각은 해요. 편안하다는 거이야 뭐…… 지끔은 그래도 많이 견딜 만하다는 생각은 하죠. (사례 4)

참여자 5는 지금까지 호흡 곤란으로 먹을 수조차 없었는데 입원 후 죽(粥)에서 밥으로 식사를 하게 된 것에 의미를 부여했고, 나아가 식사량이 증가하는 것과 입맛이 좋아진 것으로 신체적 기능이 안정을 되찾았다고 생각하여 만족했다.

입원하자마자 죽을 먹었드랬어요. 그냥 이제 죽도 잘 소화시키고 어저께 저녁부터는 밥을 먹기 시작했어요. 밥을 다 못 먹지만은 그래도 맛있게 먹었어요. 담당 선생님도 어저께 보시더니 아휴 이제 이뻐졌다고 많이 좋아졌다고 음식을 많이 먹게 되니깐 죽이라도 많이 먹구, 이제 그 먼저 번에는 이런 것도 못 먹었어요. 그런데 지금

은 죽 먹으니깐 배고파서 이젠 비스켓도 사다놓고 먹고 막 그랬어
요. 이젠 맘이 편한 모냥이야. 입맛이 땡길라구 해요. 더 잘 먹게 되
고 움직이는 것도 좋아지고 얼굴 같은 거도 좋아지고 숨 쉬는 것도
훨씬 나아지고 그렇게 되니깐 마음도 편하게 되고 그렇게 마음이 편
안하니깐 음식도 땡기는 모양이야. (사례 5)

3) 간호사의 친밀한 태도에 걱정이 사라짐

참여자들은 병원에 입원하고 있는 동안에 고통스런 증상조절을
위한 간호뿐만 아니라 병동에서 생활하면서 발생되는 문제를 스
스로 해결해야만 하였다. 왜냐하면 참여자들은 모두 독거 여성노
인이었기 때문에 보호자역할을 해 줄 수 있는 사람은 없었다. 그
래서 가장 기본적인 부분이 되는 '용변 처리', '분비물 처리', '식
사량을 챙겨주는 것' 등을 보조해주고, 처치 혹은 검사를 위한
'이동', '개인위생' 등의 자가 간호를 수행하지 못하는 것에 대한
보조가 필요하였다. 이러한 결핍된 자가 간호를 보조해주고 일상
생활을 보조해줄 간병인을 무료로 사용할 수 있도록 병실을 이동
시켜주거나 일상생활 제한에 의해 움직일 수 없거나 고통스러운
증상에 대한 투약, 증상 정도에 대한 사정, 섭취량/배설량 체크와
같은 실제적인 간호를 제공하는 것은 간호사였다. 따라서 참여자
들은 병동에서 발생하는 개인 신변과 관련된 작은 문제들을 해결
할 수 있고 고통스러운 증상에 대한 간호를 제공하는 간호사와
개인적인 부분을 털어놓을 수 있는 친밀한 관계를 유지하고자 하
였다. 이로서 참여자들은 입원 동안 발생하는 문제를 해결해주는
간호사가 있다고 생각하면 걱정이 사라진다고 하였다.

● 나를 알아주는 사람이 있음

참여자들은 만성질병으로 반복적인 입, 퇴원을 하면서 의료인과 관계를 맺어온 시간이 길었고 가족이 없었기 때문에 질환에 대한 보호를 받을 수 있는 자원은 병원의 의료인이었다. 장기간의 관계성과 질병에 대한 확실한 보호를 받을 수 있다는 인식은 의료인과의 친숙한 관계맺음으로 나타났다. 따라서 질병뿐만 아니라 자신의 처지에 대해서도 간호사에게는 모두 털어놓을 수 있었다. 이는 자신을 잘 알아봐 주는 사람이 있다는 친밀감과 입원해 있는 동안에 걱정을 덜 수 있다고 생각하였기 때문이다.

참여자 1은 10여 년의 세월 동안 알고 지낸 담당의사와 간호사가 있기 때문에 임종을 해도 불안하지 않음을 표현하였다. 처음 행려환자 시절부터 의료인이 자신의 과거를 모두 알고 있는 친숙한 관계임을 표현하였다.

> 옛날에 내가 병원 올직에요, 행려환자로 들어왔어요. 행려 환자로 들어왔지 그래서 너무 너무 고마워서 의사들 간호사들 모두 너무 고마워서 행려로 들어왔는데 나를 그렇게 보호해주니간 너무 고마워가지고 내가 산소 줄을 끼고도 옆에 사람 보호자 없는 사람이 있으면은 도와주고 걷어주고 그랬어요. 이 선생님은 90년도에 오셨나 봐요. 그래두 한 10년이 넘었네요. 여가 90년도 96년인가 97년도에 오셨지요. 이 선생님이 그래서 제가 이 선생님한테서 죽을 때도 여기서 죽는다는 거예요. (사례 1)

참여자 2는 조카 집에 거주하면서 적대적인 태도를 많이 경험하였기 때문에 적대감 없이 대해주는 간호사들을 통해 마음의 안정과 의지가 되었다. 그리고 의지가 되고 마음이 안정되는 사람이 주변에 있기 때문에 집에 있는 것 같은 느낌이 들었고 간호사와는 집에 사람을 들이듯한 친밀감이 느껴졌다.

여기는 좋지요 내가 접하기에 나를 적대하지 않고 대해주거든요. 적대시하지 않으니께 내 맘이 편하지. 그러니 내가 의지할 수 있겠구나 그러니 내 집 겉으지. 의지할 수가 있잖아요. 오래 알아놔서 그런가 싶기도 해요. 여기서 요양원으로 가면 몰라두 안 가면 갈 디가 없죠 인자 없어가지고 도로 그 집으로 들어갔다 도로 나와야지 인자 내가 입원할라므는 퇴원해갖고 그 집이가 있다가 도로 입원 혀야 해. 안 나스므는. 나스므는 또 별것두 없구요. (한숨) 그리고 미슨 난 게로 기냥 좀 외롭기도 허고 어쩔 것잉가 혼자 산 죄로 그러고 살아요, 지금. (사례 2)

참여자 3은 시각저하와 함께 눈에 통증으로 인해 심한 고통과 고립된 생활을 해왔으나 병원에 와서 오랫동안 관계를 가져온 의료인과 간병인이 돌봐줌으로써 마음이 점차로 안정되었다. 시각저하로 움직이는 것이 두려웠으나 내가 움직이지 않아도 필요한 부분을 돌봐주고 안전을 보장해주는 간호사가 있고 오랜 관계로 친숙한 사이가 되어 마음에 걱정이 없어진다고 표현하였다.

어~~ 휴 그냥 죽구 싶은 마음이야. 너무 아프니까. 죽구 싶어. 이래 봐두 안되지. 뭐. 눈이 나스믄 되는데 어떤 때는 심하게 아팠다가 그냥 보이다가. 죽게 아팠다가 그러니까 더 사람이 막 갑갑하구 죽겠지. 내가 혼자 앉아 있구 그러니까. 누구라두 저기하는 것두 없구. 혼자서 있으니까 눈이 잘 안 보이구 그러면 자꾸 눕게 돼. 눈이 잘 안 보이니까 누워 있게 되구. 그렇잖아. 눈이 잘 안 보이니까. 근데 여기는 아프다고 하면 간호사덜이랑 의사도 있구 간병들이 돌아봐주

잖아. 다 아는 사람들이야 내가 오래 다녀서. 그러니 내가 여그 자꾸 오는 거야. (사례 3)

참여자 4는 전세금으로 심장수술비를 충당해서 시립병원을 전전하게 되었는데 이러한 상황을 이해하는 것을 '날 받아줬지'라고 표현했다. 재입원을 허락하는 행위는 자신의 안전을 보장하는 행위였고 이러한 행위는 오랫동안의 의료인과의 친숙한 관계를 통해서 가능했다고 생각하였다. 집이 없어 퇴원 후에는 머물 곳이 없는 두려운 상황에 대처할 수 있도록 도움을 주는 간호사와 의사가 있다는 것에서 안심이 된다고 하였다.

지금 수술비로 전세금이 다 들어갔어요. 그런데 나를 여기서 안 받아주면 내가 어떻게 되겠어요. 여기서 나가도 또 다른 병원을 알아봐야 하는 대. 그래도 여기는 자주 와서 아는 사람들도 있고 의사도 그렇고 간호사도 마찬가지잖아 그러니 날 받아줬지 그렇지 않으면 큰일이지. 같이 사는 사람이란 생각이 들 정도요. 그런 생각이 들죠. 3개월을 있으니까 그 할메도 여기서 만나고, 그래가지고 어디 갔다가도 꼭 돌아오고 아프면 또 들어오고 그러잖아요. (사례 4)

참여자 5는 폐질환의 발병 시 경험했던 이야기를 하면서 약 20여 년의 시간 동안 관계를 맺어온 의료인이 있다고 설명하였다. 그리고 초기에 의료인과 관계를 맺게 된 상황도 자신이 가장 절실하게 필요로 했던 안전을 보장해주는 것이었다. 절대적인 위기의 순간을 함께 하면서 관계를 맺어왔기 때문에 자신의 처지에 대해 깊이 이해하고 있다고 생각하게 되었다.

68년도 하여튼 그때 67년도 겨울에 병원에 있으니까 갑자기 나빠

졌어요. 죽는다고 했는데 어떻게 살아나가지고 그 그 68년 여름에
그 선생님이 아주 그냥 병동이 4개가 있었는데 폐병동이 있었는데
그 선생이 나를 갖다가 곱게 봤던 모양이죠. 그때 내가 뽑혀서 그게
다행이죠. 수술대상 안 되는 것도 딴 사람은 다 수술하고 갔는데 나
는 안 된다는 것도 "나는 안가겠다 약속을 하겠다. 각서를 써주겠다.
나는 아는 사람 하나도 없고 나를 당신의 실험용으로 써도 괜찮다"
고 그러니까 아 사람을 어떻게 그렇게 하냐고 하더니만 어떻게 수술
을 해 가지고서 나를 잘 데려왔어요. 그래서 폐 수술을 해서 살았어
요. (사례 5)

● **간호사가 병동 내에서 발생한 모든 문제를 해결해줌**

참여자들은 개인적인 보호자가 없는 처지였고 노화로 인한 일
상생활 제한을 어느 정도 가지고 있었기 때문에 보조해줄 인력이
필요하였다. 더욱이 질환으로 인해 시각저하, 부동(不動), 활동량
감소를 경험하고 있었기 때문에 용변처리, 이동의 보조, 목욕과
같은 부분을 스스로 해결할 수 없었다. 또한 병원 간병인을 신청
해서 쓸 수 있는 경제적인 여유도 없었기 때문에 무료간병인을
신청할 수밖에 없었다. 무료간병인은 병동의 몇 개의 병실에서만
상주하기 때문에 간호사가 대상자의 상태를 판단하여 병실을 이
동해주어야 간병을 받을 수 있었기 때문에 참여자들은 간호사와
의 관계를 중요하게 생각하였다.

간호사는 간병인 제공뿐만 아니라 의사와의 상담에도 중요한 역
할을 하였는데 대상자의 질병과 관련된 치료 혹은 약물처방의 궁
금증에 대해서 직접적인 설명을 제공하거나 좀더 자세한 상담을
해줄 수 있는 의사와 연결도 담당하고 있었기 때문이다. 의사와의
직접적인 의사소통이 어려운 경우 대상자를 대신해서 의사소통을

해주고 참여자들의 개인적인 속사정을 들어주고 상담해주는 역할을 하고 있는 것이 간호사였다. 따라서 참여자들은 간호사와의 관계를 통해서 감정적인 지지를 받고 실질적인 문제를 의논할 수 있는 기회를 가짐으로써 마음속의 걱정이 사라짐을 느끼게 되었다.

참여자 1은 간호사의 투약행위, 섭취량/배설량 측정 등의 간호를 제공해 줄 뿐 아니라 증상변화를 간호사에게 호소하면 담당의가 관련된 검사를 하고 결과를 알려주고 치료에 대해 설명해주어 문제를 해결해주기 때문에 보호를 받고 있다고 생각하였다.

> 형제마냥 하고 아주 약을 갖다 주면서도 요건 점심에 먹고 요건 뭔 약이고 또 3시에 먹고 그렇게 다 따루따루 분류해 놓고 우리가 밥을 먹으면은 이렇게 뚜껑을 덮어놓거든요. 그러면은 얼마침 없었나 열어봐요. 안 먹었으면 더 먹으라고 하고 또 안 먹는 반찬은 덮어 놓거든요. 그러면 먹는 걸 열어보고 이렇게 보고 고기 같은 거를 안 먹는 거를 보고 '아이코 할머니 이런 걸 먹어야지 병을 곤치지 이런 걸 안 먹으면은 몸에 영양이 없어서 도로 병을 다 곤칠 수 없다'고 그러면서 '다시 잡수셔'라고 열어주고 그라셔요. 참. 잘해요. 그라구 인제 우리가 인제 오줌 같은 거 못 버리는 사람들은 다 간호사들이 버려주고 간호사들이 목욕도 시켜 주고 그래요. 의사 선생님도 내 병을 너무 잘 아니까 금방 오면 내가 어디가 나빠져서 왔는지를 검사를 해 갖고 또 증세가 나빠졌으면 또 뭘 해 갖고 이렇게 해야 딘다는 것도 다 아시거든요. 그래서 편하지. (사례 1)

참여자 2는 골절로 인한 부동(不動)을 보조해 줄 간병인을 사용할 경제적인 형편이 되지 않았는데 이러한 자신의 처지를 이해해주어 간병인을 사용할 수 있는 병실로 이동시켜주어 부동으로 인한 문제를 해결해주는 간호사가 있기 때문에 입원 전과 달리 움직임에 제한을 겪어도 걱정이 없다고 하였다.

> 응…… 간호사가 나도 간병 쓰라고 허드라만은 거그서 다 해줘. 참 할머니들도 참 너모 할머니 뭔 정이 있어서 똥꼬 닦아주고 엉덩이 따둑따둑 혀주고 그리고 이렇게 입히쌓고 그리고 그 아줌마들 잘 협디다 잘혀, 잘혀요. 그리고 모다 여그 양반들 폐를 많이 지치고 이러구 내가 삽니다. 여러 양반들 저녁으로 폐지치고 산다니까. 쓰레기 통도 갖다 비워 주고 응…… 그릇도 내다 놓고 물도 떠다 주고 그래…… 내가 움직이기가 어려우니께. 물도 떠와…… 그러지 않아도 된다고 했는디 다 떠다주더라고……. (사례 2)

참여자 3은 병원에서 식사 때 보조를 해주고 화장실도 함께 가고 식사 후에 물을 갖다 주고 몸을 씻겨주는 등 일상생활에 대한 보조를 받으니 마음이 안정된다고 하였는데 이렇게 옆에서 항상 신변을 챙겨주는 간병인을 쓸 수 있도록 해주는 것은 간호사와의 두터운 친분을 통해서라고 생각하였다.

> 나는 잘 안 보니까 헐 수 없이 간병인이 있는 방에 있어야 돼. 밥 먹을 때도 혼자서 먹으니까 혼자서 반찬을 못 먹는지 잘 안 보이구 그러니까 생선 겉은 것두. 가시를 발라서 먹구 그래야 하는데 그게 안 보이까 가시를 먹구 또 걸리가지구 저거하면 안되니까. 그리구 이두 안 좋구 그러니까 요즈음에는 딱딱한 건 하나두 못 먹어. 음…… 국에다 말아서. 그래서 요새는 밥맛이 뻘로 그렇게 안 좋아. 그래 내가 저~(간호사) 왔을 때 '어~휴 그냥 죽구 싶은 마음이야. 너무 아프니까. 죽구 싶어.' '이래 봐두 안되지. 뭐' 하고 말했지. 그래 간병인을 보내준 거야. 눈이 나스믄 되는데 어떤 때는 심하게 아팠다가 그냥 보이다가. 죽게 아팠다가 그러니까 더 사람이 막 갑갑

하구 죽겠지. 내가 혼자 앉아 있구 그러니까. 누구라두 저기하는 것
두 없구. 혼자서 있으니까 눈이 잘 안 보이구 그러면 자꾸 눕게 돼.
눈이 잘 안 보이니까 누워 있게 되구. 그러잖아. 눈이 잘 안보이니
까. 병원에서는 간병들이 다 있으니까 물 같은 거두 다 떠다 주고
그러잖아. 밥그릇두 먹은 거 치워주고 그렇게 해야 줘. 화장실을 잘
못 찾으면 간병 아줌마가 갖다 앉히고 그래. 혼자 있으면 어떻게 되
었겠어. 이렇게 안 보이는데. 눈이 많이 아프니까 혼자선 목욕도 못
하는데 이렇게 일요일마당 씻겨주니 얼마나 좋은지 몰라. 혼자서는
못해. (사례 3)

참여자 4는 의료인들의 환자를 배려하는 태도로서 가슴통증과
관련한 신체 상태를 물어보고 통증에 대한 간호를 제공해주어 따
뜻하고 편안함을 느꼈다. 특히 손을 잡아줄 때 온기가 느껴지고
가족이 없는 외로움에 대해서도 관심을 갖고 신경을 써주어 고마
움을 표현하였다.

환자가 상대편에서 말 한 자라도 잘해주고 뭣이 부족합니까 뭣이
필요합니까 뭐 도와줄거이 뭣이 있습니까 하면서 친절하게 하면 좋
잖아요. 그러면은 내가 서슴없이 불편한 것도 이야기허고 뭣이기 좀
해주시오 할 수도 있는 것이고 그렇잖아요. 그거이요. 그것이 좋은
것이지……. 그러면 맘도 좋고 몸이 불편한 거이 있어도 잘 견디게
되고 그런 거지요. 몸이야 완전히 좋아질 수는 없어도……. 그리고
먹을 것이라도 챙겨주고 누워 있는 거라도 만져주고 손이라도 잡아
주면 얼매나 고마운지. 온기가 손에서 느껴진다는 것이지 그러면 편
안해져 간호사들도 그렇게 한 사람 한 사람한테 잘허는 것이 고맙지
요. 우리겉이 가족도 없는 사람들헌테 다 그렇게 관심을 써주는 것
이 정말 고마워. (사례 4)

참여자들은 의료인이 제공하는 개인 중심의 간호중재를 통해

편안함을 느낀 반면 참여자 5는 자신이 전혀 움직일 수 없고 용변처리를 할 수 없을 때는 간병인에게 보조를 부탁하였지만 어느 정도 움직임이 가능해지면 타인의 도움을 받는 것보다 스스로 자가 간호가 가능할 때가 편안하다고 하였다. 그래서 전혀 움직일 수 없을 때는 간호사에게 부탁해서 공동간병인을 쓰지만 움직임이 가능해지면 간병인을 부탁하지 않았다.

> 공동간병인을 헐 수 없이 썼었어요. 지난번에 입원했을 때는 전혀 움직일 수가 없었으니까 기저귀차고 꼼짝없이 누워 있을 정도로 아주 많이 아파서 기저귀를 차고 있고 그러면 간병인을 보내주더라고요. 기저귀도 갈아주고 참 잘해줘요. 이번에 저 몸이 아플 적에 좀 좋아져서 내 미리 선생님(간호사)한테 무료 간병인 그거 좀 신청해 두었거든요. (사례 5)

4) 오래 알게 된 담당의가 힘을 실어줌

참여자들은 "이 병원에는 30년 넘은 내 기록이 다 있어", "내가 오랫동안 그 의사를 알아왔기 때문에 나를 잘 알아"라고 하면서 의료진과의 관계에 대한 언급을 자주하였다. 참여자들이 의료진과 가져온 오래된 관계는 입원 동안 뿐 아니라 퇴원 시에 필요한 절차를 거칠 때 직접적인 도움이 되기 때문이다. 즉 참여자의 상태에 대한 이해를 통해 입원을 결정해주는 것 주고 더 나아가 퇴원 시에 거처를 결정할 때도 의료인의 소견서, 진단서 등이 반드시 필요하기 때문이다. 참여자들은 입원 시에 처음 느꼈던 '혼자'라는 느낌은 '힘을 가진 사람'에 대한 의존성으로 나타나서 의료인에게 지속적으로 의지를 하고 있었으며 결국 참여자들은 외부와 공식적인 혹은 비공식적인 관계를 가질때 힘 있는 대상과의 관계형성을 통해 본인이 힘을 얻게 된다고 느끼는 것이었다. 즉 담당의사와의 관계의 중요성을 인식하면서 '힘'이라는 용어가 표현되었다.

- **● 의료인으로부터 보호를 받음**

참여자들은 '이미 알아서', '미리 물어봐 줘'와 같은 용어를 사용하여 자신이 말하지 않는 부분에 대해 담당의가 먼저 생각해서 처치를 해준다는 것을 강조하였다. 개인에게 맞는 도움을 스스로 요청하기 이전에 생각해주는 것으로 증상 조절을 위한 책임에 동참하고 있는 의료인을 인식하고 혼자라는 생각에서 벗어나서 보호를 받고 있다고 느끼게 되었다.

참여자 1은 현재 살고 있는 임대아파트와 병원과의 거리가 멀어서 다른 병원으로 옮길 것을 권유받았으나 내 상태를 잘 아는 의사가 있는 곳에서 치료를 받고 싶다면서 병원을 옮기지 않았다. 그렇기 때문에 증상이 악화되어도 다시 이 병원의 주치의를 찾으면 미처 표현하지 못하는 부분도 알아서 처치해준다고 믿고 있었다.

> 오랫동안 날 치료했으니까 내 담당이거든 오랫동안 날 관찰했기 때문에 약을 뭐 써야 된다 금방금방 아는데 다른 병원은 그게 안돼. 또 확실하게 솔직하게 만성이 되었으니 약이 있으면 있다 없으면 없다 그렇게 얘기를 해준단 말이지. 내 병을 너무나 잘 아니까 내가 어디가 나빠져서 왔는지를 검사해 갖고 알고 또 내가 증세가 나빠졌으면 또 뭐를 해 갖고 이렇게 해야 된다는 것도 다 아시거든요. (사례 1)

참여자 2는 골절에 대한 재활치료를 하고 통증에 대한 진통제를 주는 과정에서 담당의사가 자신이 만성위염에 대한 과거력이 있음을 고려하여 약을 선택하기 때문에 신체상태가 더 나빠지지 않을 것이라고 생각되어 마음이 편해지고 담당의사에 대해 신뢰를 할 수 있다고 하였다.

지금. 20분씩 허러 날마닥 다녀요. 그리도 그렇게 허고 오면 좀 낫고 이자 이렇게 통증이 되게 올직에는 그냥 약도 묵고 여그다가다 주사를 놔요. 그라므는 좀 들 아프것고 그래요. 운동 날마닥 다녀요. 그렇게 허면 좀 낫고 인자 통증이 되게 올 직에는 약도 묵고 여그다가 주사를 놔줘요. 독헌 약을 줘도 위에 좋은 약을 그래도 또 써주거든요. 그렇게 살죠. 아주 독헌약은 안 쓴다. 암 든사람들 그런 사람들은 헐 수 없지만은 우리 것은 사람들은 다리 아픈 디 통증 약을 놓으면은 위가 좀 안 좋다고 하면서 의사선생님이 거그 다가 인자 저녁으로 약 갖다 줘요. 먹으라고 그르므는 괜잔허요 그르믄 위 않 아파요. 하나도 안 아파요. 그러면. (참여자 2)

참여자 3은 아프다고 호소하는 것은 단순히 관심을 위한 것이 아니라 살아가면서 느껴지는 위협감이었는데 증상호소에 따라 주사, 약, 검사 등 자신이 원하는 방향으로 치료를 해주는 것은 위협에 대한 대처이며 안전을 보장하는 행위라고 생각했기 때문에 담당의에게 신뢰를 느끼게 되었다.

선생님은 내가 머리가 아프다 그러면 약두 주고 주사도 놔주고 그래도 눈이 계속 아프다 그러면 안과치료도 받게 해주니까 좋아. 나는 눈이 희미하게 보여 그래서 입원을 했거든. 근데 내가 여기 와서 들었는데 내가 아는 사람은 머리가 그렇게 아픈데 약두 안 주고 그러더래. 사람이 아파서 병원에 왔으면은 약을 주고 치료를 해줘야지. 나두 심장 때문에 심장 약을 먹고 머리가 아프다고 하면 주사도

나누고 그러는데. (사례 3)

참여자 4는 통증을 느끼는 곳이 심장이었기 때문에 생명에 대한 위협이라고 받아들였고 담당의가 흉통을 느끼는 참여자 자신에게 집중하는 태도에서 자신의 안전을 챙겨주고 있음을 느끼게 되었다. 참여자는 신뢰할 수 있는 담당의사의 태도에서 자신이 보호를 받고 있다는 생각을 하게 되었다고 표현하였다.

> 응급실에 갔죠. 응급실에서 사진 찍고 그래가지고 검사를 했죠. (약을 저녁 식사 전에 드시라고 갖다 줌) 응급실에 거기가지고 사진 찍고 그래가지고 병실에 가죠. 입원했다가 머시기 해가지구선 한 이틀간 입원했지요. 여그 뚫어가지고 동맥이짠아요. 그러니까 심장 여그가 있고 원 동맥이 이렇게 있잖아요. 요짝을 뚫어가지고 그래 가지구선 검사를 한 거죠. 그래 가지구선 두 간데가 맥혔다고 그렇지요. 이러키 우리 선상님이 환자를 세밀하게 돌본다는 생각이 들어 내가 말도 안 되는 것을 물어봐도 "그 병은 원래 그래요." 그런 소리를 하지 않는단 말야. 그것이 나를 생각해주는 거라는 생각이 들어가. 그러니 마음이 편해지지. (사례 4)

참여자 5는 오랜 시간 동안 관계를 맺어온 담당의사가 119를 타고 올 만큼 위급한 상황에 처해 있는 자신의 상태를 이해하고 병원의 규칙상 입원을 하는 것이 어려운 상황임에도 입원을 할 수 있었다. 그리고 입원 후에도 호흡기 분비물을 배출하느라 오랜 시간 동안 고생을 하였는데 만약 입원이 거절당했다면 어떻게 되었을까를 생각하면서 자신의 상태를 잘 알고 입원을 결정해준 담당의에게 고마움을 표현하였다.

전날 2시쯤 숨을 이렇게 쉬는데 그냥 못 쉬고 이게 이렇게(어깨를 들썩이며 깊은 숨을 몰아쉬는 듯 자세를 취하며) 되더라구요. 할 수 없어 119 타고 와가지고 원래 입원이 안 되는 것인데 선생님이 진찰해 보시더니 너무 심하다고 그래서 입원을 할 수 있었어요. 그때 또 여기 와서 입원하자마자 자꾸 숨이 차가지고 기력이 사라져 버렸어요. 산소 그거 끼어도 소용없어요. 24시간 끼고 있어도 그냥 뭐 자진 못했어요. 티슈 이거 기침 허기 시작하면도 보통 이거 6~7시간. 그냥 막 밟아내 는 거예요. 막막(휴지로 가래 뱉는 모습) 받아내는 거예요. 저 짝에서 누워 있었으니까 거짓말이 아니고 이거 뭐 하루에 다 써요. 그냥 다 썼어요. 그냥 메메- 하면서 그냥 …… 기침이 나와요. (사례 5)

● **퇴원 후 거처 결정을 도와줌**

참여자들은 어느 정도 질병이 회복이 되었고 병원 규정상 3개월간 입원이 가능하였기 때문에 다시 거처를 결정해야만 했다. 그때 가장 절실한 도움을 받을 수 있는 사람이 담당의임을 깨닫는다. 참여자들은 퇴원 후 집으로 돌아가는 것만은 아니었고 자신이 처한 상황에 따라 다른 선택을 할 수밖에 없는데, 참여자 3의 경우 시력이 많이 저하되어 스스로 일상생활을 하는 게 문제가 되어서 요양원 입소를 결정하였다. 더 나아가 참여자 5는 증상의 악화로 다른 시립병원에 재입원을 하게 되었다. 참여자들은 거처를 이동하는 것에 대해 다른 반응을 보이긴 했지만 공통적으로 중요시하는 것은 '외부와의 연결성'이었다. 집에서 자가 간호가 불가능할 때는 언제든 병원에 방문하고, 무료간병인을 쓸 수 있는 결정을 도와주는 담당의와 지속적인 관계를 맺음으로써 이러한 문제 해결이 용이해지기 때문이다.

참여자 1은 퇴원 후 집으로 가기 위해 호흡기 치료에 사용되는 기구문제와 자가 간호가 불가능해지지만 언제든지 다시 입원이 가능하도록 담당의와 의논을 할 수 있었다.

　　그렇게 힘들어가지고 양로원에 갈라고 그러면 저 가서 어떻게 생활을 또 적응해야 되는가. 많이 힘들 때는 그런 생각도 해보지요. 그런 데는 좀 도와주는 사람들이 있으니까 그렇지만 마음 놓고 그런데 들어가겠다는 생각은 못 허지요. 내가 남은 여생이 얼마 안 남았다는 걸 항상 그걸 생각하면서 살아요. 쪼금 살아도 바깥에서 살고 있다. 여기서도 자유가 있지만은 그래도 내 맘대로 가고 싶을 데 가고 오고 싶을 때 오고 이런 거는 안 되잖아. 그래서 긍께 바깥에 있으면은 별로 가고 싶은 데는 없지마는 그래두 땅을 디디고 그렇게 살고 싶드라구. 그래서 쪼금 괜찮으면 나가고 아파 죽겠지 않으며은 안 와요. 정 죽겠으면 다시 병원엘 와요. 인제 여기는 양로원도 아니고 병원이기 때문에 어느 정도 회복을 하면 퇴원을 해야죠. 그래서 선생님 하고 의논을 해서 집이 갔다가 저 같은 경우는 감기 들면 왕창 병이 더해지고 또 열이 난다든지 각혈한다든지 호흡곤란이 일어났다든지 하면은 일년 365일이면 200일은 병원에 제가 와요. 근데 나라에서 이런 도움이 없었더라면 저 같은 삶은 금방 죽지요. 그래 난 나라에 두 을메나 감사한지 몰라. 정말로. 그게 참. 이런 모든 그 시설이라든지. 복지관이라든지. 참 나라에는 정말 경제적으로 어렵다고 그래도 우리 같은 사람을 안 버리고 외면하지 않고 도와줍디다. 또 집에서 숨차실 직에 산소를 먹고 집이두 또 산소랑 다 있어요. 네블라이드도 있구 그러거든요. 숨차실 직에 산소하구 가래가 차서 안 나오면 그때 네블라이드 하거든요. (중략) 고열이 나고 각혈이 나면 집에서 할 수가 없어요. 그러니까 여기를 오게 되는 거예요. (사례 1)

참여자 2는 담당의가 부동(不動)으로 인해 혼자 집에서 생활할 것이 어려워 도우미와 간병인의 신청과 보건소에서 무료로 전동 휠체어를 대여받을 수 있는 서류를 작성해주었다.

내가 밥은 해 먹을 수 있어. 전동차 그거 하나 있으면 밥도 하고 시장에도 가서 뭘 해 먹구도 싶고. 전동차가 백이십만 원인가 백삼십만 원인가 한대…… 이렇게 핸드폰처럼 충전시켜가지고 비행기처럼 날아가. 옆에 이렇게 모터가 달려가지고 누르면 쫙 가는 거야. 나 이거 수술하면 그거 나온다네. 수술하면 그게 나온데……. 지금은 째기고 염증만 긁어낸 거야. 근데 인공뼈를 넣으면 그게 나온대. 수술하면 그게 나오면 어디든 갈 수 있어. 사는 게 괴로워 죽겠어. 관절염 때문에 염증이 있어서 염증을 세 번이나 째이고 전동차 있잖아. 그거라두 하나 주면은 '뚜' 하고 인제 가면은 살 수 있것는데 아이쿠 어떻해야 살지 생각이 안나. 그래서 동사무소에 가서 얘기를 해보려고 해. 수술한 증명만 있으면. 간병인을 쓸 돈도 없지만 내가 움직일 수가 없으니 무료로 쓸 수 있는 방법을 어디서 갈켜줬으면 하는 마음이다. 지금 이렇게 기어 다니면서는 나 혼자 살 수가 없잖아. 여기서는 참 좋았어. 내가 전혀 못 움직이고 그래도 간병인들이 오줌 똥 다 쳐주고 먹고 싶지 않아도 제 시간 맞춰서 다 나오잖아. 그런데 내가 집이 가면 이걸 다 어떻게 해. 내가 절대 못해……. 그러니 누가 좀 도와줬으면 좋겠어. 선생님이랑 의논을 했지. (사례 2)

참여자 3은 스스로 몸을 돌보는 것이 어려워 주위사람으로부터 요양원에 입소할 것을 권유받기도 하였다. 실제로 입소를 결정하고 자리를 기다리고 있었기 때문에 퇴원을 연기할 수 있도록 담당의의 배려를 받았다.

대모가 우리 대모가 날 보고 그 전서부터 양로원에 가라구 그러더라구. 근데 내가 다 취소하고 안 갔었거든. 근데 이제 눈에 염증이 생겨가지고 염증이 있는데다가 또 하얗게 끼여가지고 잘 안 보이니까. 집에 가야 밥 해주는 사람도 없구. 양로원에 가라구. 그 대모가 그런 소리를 잘 하더라구. 근데 내가 거절했었거든. 그런데 그 언니도 거기 갔다 왔었대. 친구가 거기 있었대. 근데 참 깨끗하고 빨래두 해주고 목욕도 자주 씻겨주고 그런대…… 그래서 내가 동사무실에다가 얘기해야 되겠다. 그렇게 생각한 거야(침묵). 그런 데 가면 뭐가 좋겠어. 하지만 아마 빨리 결정 나는 대로 가야 될 거야. 그래도 맘이 안 편해. 아는 사람도 없구……. 대모가 소개시켜 준 곳은 자리가 없다고 하고. 그래서 의사한테 부탁했잖아. 연기 좀 해달라구. 자리만 나면 가겠다고. 눈 때문에 이렇게 된 거야. 눈만 밝아지면 좋은데……참. (사례 3)

참여자 4는 집으로 가고 싶었지만 이미 수술비로 전세금을 다 써버렸기 때문에 집으로 갈 수 없는 처지였다. 그래서 요양시설을 신청했지만 대기자로 되어 있어서 다른 병원으로 재입원을 하면서 차례를 기다리기로 하였다. 집으로 가고 싶지만 경제적인 문제로 다른 시립병원으로 이동하는 것에 대해 의료진과 상의한 후에 다른 시립병원으로 재입원하는 것을 결정받을 수 있었다.

수술비로 전세금 다 날리고 그랬어도 집이 낫다는 생각을 하죠. 여기서는 뭐 시간 맞춰서 딱딱 밥 주고 집에서는 뭐 시간 맞춰서 밥을 먹을 수가 없잖아요. 그것이 제일 문제죠. 자는 것은 별로 다르지 않지만 그렇죠. 여기서는 뭐 시간을 자기 자유니깐 자기가 자고 싶으면 자고 자라고 허고 머시기 하지 않으니까 자고 싶으면 자고 자기 마음이니까 나쁠 것이 없죠. 그리고 집에서도 잠은 잘 수 있어요. 그런데 나갔을 때의 생활이야 집이 있는 사람들은 집이 가서. 쪽방일망정 집에 가서 있는 사람들도 있구 집이 없는 사람들은 단체에 가서 있는 사람들도 있잖아요. 그런 사람들은 단체에 가서 기시고 그러잖아요. 난 집이 없어요. 암만해도 집으로 갈 수 없을 거 같아서 양로원으로 들어가야죠. 신청을 다 해놨어요. 아직은 대기자로 있어요. 양로시설을 알아봤더니 자리가 지금은 없더라구요. 자리가 나야 들어가지요. 그런데 선생님이 고리로 가라고 해서 고마웠어요. 다행이지요. (사례 4)

참여자 5는 원래 살던 집에서 새 임대아파트를 분양받았는데 이사는 했지만 내 집이 아니라는 생각이 들어서 두렵다고 하였다. 그래서 퇴원 후 거처에 대한 불안으로 증상이 다시 악화되고 체중도 감소되었기 때문에 다른 병원으로 재입원을 신청하였는데 담당의가 소견서를 보내주어 또 다른 병원으로 입원이 가능해져서 마음이 놓인다고 하였다.

내가 마음이 놓이니까. 그러면서 내가 조금씩 살아가야겠다는 생각이 들어요. 아니 회복해서 집으로 가고 싶다는 생각이죠. 집이라고 아파트로 들어가야 하지만 내가 다른 병원으로 오는 거는 새로운 곳이기 때문에 약간 두려웠어요. 그리고 걱정도 되고요. 아무리 그곳이 좋다고 하더라도 집만 하겠어요. 집도 내가 살던 곳이 지저분하고 열악하다고는 하지만 그래도 난 새로운 아파트가 더 겁나요. 그래 힘이 빠지더라구요. 그래도 어떡해요. 내가 능력이 없으니 국가에서 하라는 대로 11평에서 살다가 다시 6평으로 들어가야지…… 한번도 아파트 생활을 하면서 살지 않아 놔서 그런지 겁이 나요. 그래도 살아봐야죠. 사실 병원 생활보단 집에 가는 게 좋지요. 뭐 특별히 하는 건 없어도 병원생활을 오래 하다 보면 사람이 미련해진다고요. 그래서 전 싫어요. 그런데 집에는 못 갈 거 같아요. 몸이 많이 약해졌다고 느끼게 되었어요. 지금 많이 약해졌어요. 체중도 많이 빠지고 거의 내가 57키로 나갔었는데 지금은 48키로밖에 안 나가요. 많이 빠졌죠. 가끔 가다가는 더 적게 나가기도 해요. 사실 이번에 월말에 나갈라고 마음먹었었는데 안 되겠더라구요. 그래서 서북 병원에 가려고 마음먹고 선생님께 말씀드릴라고 했는데 선생님이 먼저 서북으로 가라고 그러시더라구요. 그것도 아주 고맙게 생각하고 있어요. 서북 가서 한 2개월만 더 있다가 나가고 싶어요. 그래서 사회 나가서 아니 사회라기보다는 집에 가서 있어야지. 그래서 2개월만 있다가 나갈라고 그러는데 모르겠어요. 2개월이면 다 회복될 거라 생각하는데 모르겠어요. (사례 5)

5) 퇴원 후 살아갈 기반이 마련됨

비전문인인 간병인, 병실의 동배(同輩)환자와의 관계 속에서 참여자들은 감정적인 지지뿐만 아니라 생활에 필요한 여러 정보를 얻게 되는 등 사회적 지지망의 지원을 받아 살아갈 기반을 마련하였다. 즉 비슷한 처지의 사람들로부터 생활에 필요한 정보를 얻고 보조가 필요한 부분에 대해 실질적인 보조를 받을 수 있기 때문에 일상생활이 가능해지는 것이다. 이는 앞으로의 삶에 대한 준비를 위한 활동을 하는 것이고 독립을 위한 준비를 하는 것이었다. 퇴원 후 거처를 정하는 데 기준이 되는 것은 역시 만성질환으로 인한 기동성이었다. 움직임이 가능할 때는 집으로 퇴원을 결정하지만 그렇지 못하면 다른 시립병원, 요양원 입소를 결정하는데 이러한 결정을 위해 필요한 것은 커뮤니티의 지원이었다.

참여자들은 환경에 대한 익숙함과 비슷한 처지라는 연대감 그리고 서로 공감을 가지게 되는 상호작용을 바탕으로 가족을 연상하면서 커뮤니티를 이루어가고 있었다. 기존의 혈연을 중심으로 같은 공간을 공유하는 가족이라는 의미와는 달리 일정 기간이란 시간성 속에서 같은 공간을 공유하며 느꼈던 환경에 대한 공간의 익숙함과 비슷한 처지에서 느껴지는 공통의 연대감인 친밀성을 바탕으로 한 상호작용에 의한 연결성을 의미하는 것이었다. 참여자들은 입원하고 있는 병원환경에서 '집'을 떠올리고 있었는데 이는 단순히 익숙한 환경에서 느껴지는 느낌이 아니고 불편감에 대한 완화로 가능해지는 심신의 정상적인 상태 즉 건강해지는 느낌에서 나오는 안정감이었다. 그리고 비슷한 처지를 느끼게 하는 같은 병실의 환자들은 이웃이고 동료이며 내 가족이라고 생각하였는데 그 이유는 같은 질환을 가지고 있는 동병상련의 정, 같은 지역 내에 거주하는 동질감 그리고 가족이 없이 혼자 살고 있어서 느끼는 공감을 바탕으로 한 공통적인 연대감이었다. 이러한 상호작용을 통해 느껴지는 한 가족이 된 것 같은 친밀감은 서로를 보호자로 하는 감정적인 융화를 가능하게 하였고 병원이 중심이 되는 커뮤니티에 소속되어 있다는 느낌을 가지게 하였다.

- 집같이 생각됨

참여자들은 입원해 있는 병원을 '집'이라고 느낀다고 하였는데 그 이유는 반복되는 입·퇴원으로 환경에 대해 익숙하다는 것과 증상 악화로 무력해진 몸과 마음을 회복할 수 있도록 도와주는 곳으로 믿었었기 때문이다. 그리고 비슷한 질환을 가지고 비슷한 정도의 통증을 느끼는 환자들이 가족처럼 느껴져서 집에 온 것 같은 느낌이 생겼다.

참여자 1은 같은 질환을 가지고 있는 동료 환자에 대해 같은 식구라는 생각을 하였고 병원에 입원해 있는 동안 집처럼 안정감을 느꼈다. 결핵의 전염성으로 소외되고 무시당하는 생활을 했기 때문에 같은 질환을 가지고 있다는 것만으로도 위로를 받았다.

> 거기 있을 동안 내 집이나 마찬가지야. 거기 있을 동안은 내 집이야. 나도 마찬가지고 환자들도 다 내식구야. 내가 집에서 걱정되는 건 먹구 사는 거. 움직여서 먹구 살아야 되는데 그런 것이 힘들잖아. 내가 다 움직여야 되니까 청소도 밥도 빨래도 내가 해야 되고 어디 가는 것도 내가 해야 되고. 내 일이니까. 누가 식구 하나가 더 없으니까 내가 다 해야지 죽는 날까지는 움직여서 해 먹어야지…… 그러

니까 조석을 조석답게 못 먹는 거지. 있으면 있는 대로 없으면 없는 대로 그냥 뭐 그렇다고 해서 반찬 한 가지 제대로 못해 먹구 고치장이면 고추장 된장이면 된장 그냥 먹구 마는 거지. 뭐. 그렇게 사는 것도 아니지 말하자면…… 그런데 여기는 다 해주는 사람이 있어. 그러니 내 집 겉으지. (사례 1)

참여자 2는 골절을 당하기 전 7년 전부터 심장질환이 발병하여 약물치료를 하고 있었다. 병원에 정기적으로 방문하고 입원도 자주 하기 때문에 환경이 익숙하게 되었다.

1년은 약을 떨어지지 않게 갖다 먹었는디 지끔은 한 달이나 떨어졌어. 응~~ 그래 갖고 아파갖고…… 그렇게 음력 사월 달에 그때도 와서 입원했지. 작년에도 와서 입원했지…… 숨이 차서 먼저는 입원을 했지. 작년에는 다리가 아파서 입원했어. 작년에는 여그 아파서 (다리를 보여 주며) 순천 가서 또 주사 허리에다가 7000원짜리 맞고 또 나섯는디 이쪽은 거가서 주사를 맞어두 않나서…… 그래서 또 왔지. 저어기 혜민 병원에 있다가 여기로 왔는데 여그가 맘이 편해요. 약 갖다먹음서 댕기다 보니까 익숙헌 것이 좋지. (사례 2)

참여자 3도 '겨울이 되면 들어온다' 하면서 정기적으로 즉 1년 중에 한 계절을 입원해 있는 생활을 몇 년을 지속해 왔기 때문에 병실 분위기, 병동에서의 하루 일과에 대해 익숙하여 집처럼 느껴지고 혼자 건사할 수 없는데 간병인 있기 때문에 걱정이 없어졌다.

이렇게 저렇게 살아가는데 겨울이 되면 내가 혼자 건사를 못하니까 여기를 와. 내가 집이선 누가 밥을 해 주는 사람 있어? 그전에는 내가 눈이 좀 심해두 내가 빨래두 하고 밥두 해 먹구 그랬는데. 지금은 내가 못해. 눈이…… 염증이 너무 많이 끼어가지고…… 몇 번

채 와서 여기 간호사 선생들도 알지 나를 000할머니라고 하면 다 알
거야. 내가 꼭 겨울되면은 병내원에 와. 심장이 안 좋거든. 성심병원
알지? 박애 그 성심병원 그 뒤에 내가 살았잖아. 근데 내가 집 얻어
갖구 이사 갔잖아. 거기 이사가구 두어번 갔었는데…… 눈이 많이
아프니까. 내가 눈이 너~무 아프니까. 혼자선 못 다닐 거 같애, 인
제. (사례 3)

참여자 4는 여러 번 입원한 사실을 이야기하면서 환경에 대한
익숙함을 표현하였다. 만성 심장질환으로 약물치료를 받아야 하기
때문에 정기적인 방문을 했고 방문 후에는 집에서 느꼈던 일상생
활 제한에 대해 걱정하지 않아도 기본적인 일상생활 수행을 도와
줄 간병인이 있음과 집보다도 좋은 환경 때문에 든든하다는 느낌
을 가지게 되었다.

제가 여기가 3번째거든요. 있다가 퇴원하고 그렇게 했죠. 그러니
까 병원에는 석 달에 한 번씩 약이 떨어지면 다시 가고 그러죠. 이
렇게 좋은 병원에서 밥도 시간 마동 나오고 잠도 재워주고 돈도 싸
고 사실 다른 병원에 가보니까 여기는 그래도 크다는 생각이 들어.
다른 병원들은 환자가 많아가지고 있을 곳도 없대. 그래서 얼마 있
다가 바로 퇴원을 시켜야 되드만. 그래도 여기는 3개월의 기한은 주
잖아. (사례 4)

참여자 5는 오랫동안 머물러 있던 병원이기 때문에 주위환경과
병동 분위기에 익숙하게 되었고 극심한 호흡곤란으로 무기력했던
자신을 건강할 때까지 보호해주기 때문에 병원에 있는 것이 집에
온 것처럼 안정감이 느껴지고 가끔씩 집보다 더 낫다는 생각을
한다고 하였다.

이런다 저런다 해도 우리 같은 사람들을 이렇게 좋은 시설에서 어떻게든 보호해 주니깐요. 나는 이제껏 뾰쪽하게 벌어본 적도 없어요. 내가 남편이랑 계속 살지 못한 것도 무능력해서야⋯⋯. 그리고 자식도 안되더라구. 이렇게 불쌍한 사람들 살아가라고 혈세를 우리한테 주는 거잖아. 병원비도 적게 받지요. 그래 내가 이렇게 3개월간 있을 수 있는 거잖아요. 내가 다른 아파트로 가는 거는 새로운 곳이기 때문에 약간 두려워요. 그리고 걱정도 되고요. 아무리 그곳이 좋다고 하더라도 집만 하겠어요. 집도 내가 살던 곳이 지저분하고 열악하다고는 하지만 그래도 난 여기가 더 좋고 집 같아요. (사례 5)

● 동배(同輩)환자를 한 식구로 느낌

참여자들은 다른 노인들처럼 비슷한 처지, 같은 질병을 앓고 있거나 같은 지역에 살고 있는 독거노인을 만나서 위로를 받고 서로 공감을 느끼게 되면서 의지할 수 있었다. 또한 같은 병동에서 만나는 환자들과도 비슷한 처지의 노인들을 만나기도 하였는데 그러한 만남을 통해 서로에게 보호자 역할을 하였다.

참여자 1은 전염성 질환으로 다른 병원에 가거나 사회생활을 하려고 하면 소외당하는 느낌이었는데 같은 질병을 앓고 있는 환자들을 만나서 서로가 처지를 이해해주는 것을 통해 오히려 위로를 받았다.

결핵을 오래 앓았잖아 다 망가졌잖아 결핵을 오래 앓았기 때문에 숨도 많이 차고 기침도 많이 하고 가끔가다 각혈도 많이 하고 이러거든요. 그래서 다른 병원에서는 이런 환자를 아주 안 받아줄라고 그러거든요. 왜냐하면 피나오는 사람 누가 좋아해. 의사들도 그렇지만 내 생각에 환자들도 역시 결핵환자 하고 기침하는 환자를 보면은

요 얼마나 같은 환자들끼리 눈총을 한다구요. 그래서 기침 환자를 왜 이방 우리방에다 넣느냐 기침 올른다는 듯이. 이러죠. 그래 저는 올르는 병이 아니라고 천식 있어서 그래요. 그걸 누가 보장을 하느냐고 기침병이 얼마나 무서운 병인줄 아느냐고. 막 눈총을 받고 아따 다른 병원에 가면 참 그게 힘들라구. 여기는 다 똑같은 환자들이니까 기침병은 원래 올르는 나쁜 병이라고 인식이 다 되 있잖아요. 그래서 서로 이해를 못하는 거야. 그러나 여기는 누가 밤에 기침을 하던지 뭐 어쩌든지 하나두 신경을 안 써. 그래서 편안한 거야. 그냥 집 식구걸어. 나도 마찬가지고 환자들도 다 내식구야. 똑같은 병이니까. 똑같이 고통 받는 사람들이니까…… . 이 병은요. 참 말도 못하게 고통스런 병이에요. 아주 엄청 고통스러운 병이 이 병이예요. 이거 암 같은 병들은 그냥 어떻게 그냥 일찍 발견하면 뚝 짤라서 수술해서 낫고 고만 그냥 낫고 어디 깨진 거 같으면은 종기 같은 거는 어디 뚝 짜서 낫는다지만 이 병은 속에 든 병은 아주 이게요. 고통스러운 병이예요. 그러니까 같은 병실에 있는 사람들과 결핵병동 전부 다가 식구같이 느껴져요. 예. 그래서요. 지금은 전부 다 이렇게 못하지만은요. (사례 1)

참여자 2는 혼자 있을 때는 통증 호소를 하는 것도 어려웠었는데 입원 후에는 마음 편하게 호소할 수 있었고, 비슷한 처지의 환자들이 있어서 동병상련의 정을 느꼈다. 또한 통증을 호소하면 간호를 언제든지 받을 수 있기 때문에 환자로 대접을 받는 느낌을 받았다.

왜냐면 잠들을 못 잔다. 잠들 못 장게 좋아라 허것소. 저들 자야 허는데. 근데 그런 것도 활발하고 모다 활발하고 앓는 소리 쪼게 히도 활발하고 그렇게 그런 것이 모든 것이 활발한 게 편치. 요새는 내가 집에서 그렇게 고통 받고 있다가 여기 오니깐 그렇게 좋을 수가 없당게요. 간호원양반들도 좋고 간병들도 좋고 그러는 게 뭐하러 잘 먹든지 못 먹든지 밥을 먹고 조카 집이서 있을 때는 말을 못헌 게로 점심을 한 두시 세시나 돼서 주어도 배가 고파 죽어도 나 배가 고파 밥 달라는 소리를 못해요. 그랬잖아요. 그럴게로 거기서 내가 조카집이서 나온 것이 얼마나 좋은 줄 모르것어요. 얼매나 좋은지 모르것어. 내 맘이 참 좋아. 참 좋은지 모르것어요. 내 속이 안 상하고 첫째 내 속이 안 상한 게 좋아요. 내 맘대로 허고 있응게 좋더라구요. (사례 2)

참여자 3은 입원 후 예전에 복지관에서 만나 알게 된 친구를 만나 말벗이 생겨서 마음이 편해진다고 하였다. 소극적인 성격에 시력저하까지 있어 주위에 사람들과 관계를 형성하는 것에서 어려움을 겪던 중에 예전에 알던 친구를 만나게 되어 의지가 되었다.

저기 할머니 몰르지? 000 할머니 알아. 저기 딴 병원에 입원했다가 나 보고 싶다구 여기 왔어. 나보다도 나이가 많아. 아마 팔십 셋인가 그래. 나는 내가 내 나이가 인제 설쇠면 일흔 여덟 되지. 아직 여든은 안 됐고. 나이 많이 먹었어. 내가 살이 빠져가지구 쪼글쪼글하잖아. 안 그래? 복지관에서 사귄 친구가 있어. 000 할머니라고. 나보다도 나이가 많아. 그래. 여기 와가지고 숙자야 나왔다. 어~휴, 할머니들이 숭보잖아. 동네사람들도 아니고 그래서 내가 그러지 말라구 그랬어. (사례 3)

참여자 4도 같은 병실이라는 공간적인 공유와 같은 심장질환을 앓고 있다는 것으로 인해 서로의 처지에 공감한다. 나이가 많으면 형님이 되고 어린사람이 동생이 되는 관계로 변화되었다. 같은 처지를 서로 이해하고 마음을 써주는 것으로 감정적인 유대가 돈독해지고 나아가 든든함을 느끼게 된다고 하였다.

같은 병실에서 같이 밥을 먹으면서 친절하게 대해줘서 친해졌죠. 남편이 나와 같은 병이기도 하고 형님은 허리 병이 있고 나는 둘 다 있다고 허리하고 심장하고…… 그러다 보니깐 친해져서 형님 동생하게 되었지. 내가 복이 많다고 생각해야. 그런 사람이 없어. 그렇게 나한테 잘할 수가 없어. 나를 여러 가지로 염려해주고 걱정해주고 내 보호자야. 병원 갈 때도 그렇고 다른 것도 많이 도와주지. 그 딸들도 그렇고 남편도 그렇고 나를 아주 책임지고 도와주는 사람들이야. 나야 좋지. (사례 4)

참여자 5는 증상의 악화가 있어서 같은 병실의 사람들과 눈인사 정도만 하는 사이지만 몇 번의 입원과 퇴원을 통해 알게 된 같은 지역에 거주하는 사람들이 같은 병실에 있음을 알고 의지가 되었다.

산동네에서 사는데 거기 산비탈에 있는 사람들은 예전부터 그 결핵마을이라고 해서 이 병원 환자들이 모여 살아요. 여기 환자들은 처지가 비슷하고 사는 지역도 같으니까 그런지 의지가 된다면 되는 거지요. (사례 5)

● **생활에 필요한 정보를 알게 됨**

참여자들이 일상생활에서 필요로 했던 것은 병원과 가까운 곳에 살면서 위급할 때 빨리 병원에 도착할 수 있는 것, 움직일 수 없기 때문에 혼자서 이동하기 편한 전동 휠체어를 무료로 대여받는 것, 반찬 서비스와 가사 도우미를 신청하는 것과 질병관련 보조금을 받는 것 등의 정보였다. 입원을 하여 비슷한 처지의 환자들과의 상호작용을 통해 감정적인 지지뿐 아니라 필요한 정보를 교환함으로써 실제로 자원을 활용할 수 있는 방안을 모색하였다.

이러한 자원의 활용은 독립적인 생활을 위한 수단이었기 때문에 만성질환으로 인한 활동저하와 감각기관의 저하로 인한 목욕, 식사, 용변 처리와 같은 자가 간호 능력의 저하에 대한 도움을 받아 다시 살아갈 수 있다는 자신감을 가지게 되었다.

참여자 1은 각혈에 대한 두려움을 가지고 있었기 때문에 집으로 퇴원할 때 가장 염려하는 것은 병원에서 가까운 거리에 사는 것이었다. 복지관에 병원과 가까운 임대아파트를 배정받을 수 있도록 하는 방법을 찾아 동배환자들로부터 도움을 받았고 실제로 병원에서 가까운 임대아파트를 배정받을 수 있었다.

그게 그냥 또 인제 그냥 입원하고 있다가 또 가야만 하니까 짐보따리 있으니까 또 그만큼 들어. 그래서 아이 병원 가까운 곳으로 갔으면 좋겠다. 그래서 이 병원 서북 병원 근방이루다가 집을 얻어 쓰면 좋겠다. 그런데다가 좀 아파트가 좀 있었으면 좋겠다. 그래서 인제 그 관리사무실에다가 내가 얘기를 했지유. 저기 월계동 아파트 관리사무실. 그때 병원에 입원하고 있으면서 전화를 했어요. (중략) 좀 병원이 가까운 데 있으믄 아주 좀 저기 병원하고 가까운 데로 보내줘요. 그랬더니 병원을 바꾸시지요. 이래야. 아이구 나는 병원은 못 바꿔요. 나 같은 사람 나 같은 사람은 다른 병원 가면 병 고치는 거는 젖혀놓고 눈초리 받아서 못 살아요. 그러니까 나 편한 데로 그 병원 댕길라고 하니깐 병원 근방에다 좀 해주세요. 하니까 병원 근방에는 없는데유. 어이쿠 그쪽으로 좀 어떻게 해달라고 해야 겠다. 싶어서 전화를 월계동 복지관으로 했더니 여긴 않한다고 하더라고요. 거기는 월계동만 한다고 그래 아니 월계동하고 여기하고 같은 주택공사에서 임대아파트를 관리하는 거야. 주공으로…… 그래서 같은 주공이기 때문에 내가 일루 왔지 그렇지 않으면 내가 못 오지. 그러니까 인제 바꾼 거지. 그렇지 않으면 내가 못 오지. ……그래서 집이 가서 살다가 여기로 올 경우에는 열이 많이 나서 고열이 있을 직에 숨차고 뭐 기침하고 이런 것은 인제 다 하는데 고열이 나고 각혈이 나면 집에서 할 수가 없어요. 그러니까 여기를 오게 되는 거예요. (사례 1)

참여자 2는 골절 수술 이후에 원래 집에서 지내지 않고 조카 집에서 지내면서 여러 모로 힘이 들었기 때문에 이번 퇴원 후에는 집으로 가려고 하였다. 혼자서 일상생활을 수행하는 데 무리가 있어 도우미를 신청하고 복지관, 이웃사람들에게 반찬을 보조받기로 하였다.

그렇게 병원생활 나도 지겨운 게로 집이 가서 기냥 저 집이 내방이 인자 있어요. 저 구이동가서…… 구이동 가서 천 오백짜리 이층짜리 쬐간헌 게 얻어 논거 기냥 있어요. 거가선 인자 집 기한이 안되 갖고 안찾았어요. 긍게 그거라도 내가 들어가서 좀 혼자 있으느는 돈도 보내주고 긍게 뭐시냐 도우미 아줌마들도 보내주고 또 저저 인제 저 복지관에서두 보내주고 근게 그렇게 좀 어떻게 좀 폐를 지치고라도 집이 가서 있어 볼까 하는 생각이 들어갑니다. 지금 가서 있으믄 단박에 누가 뭣일 갖다줘야 먹고 살지요. 뭣 있으요. 나뿐이지 뭣이 있으요. 그러니 헐 수 없지. (사례 2)

참여자 3은 입원 전부터 복지관에 등록하여 시각저하와 관련된 일상생활 수행 제한에 대해 가사 도우미, 간병인, 반찬 서비스와 같은 지원 서비스 등 일상생활 수행에 대한 보조를 받고 있었음을 설명하였고, 같은 복지관에서 알게 된 친구의 도움으로 이동을 보조해 줄 도우미를 신청하는 방법을 알게 되었다.

원래 집에 와서 빨래해주고 청소해주는 도우미였는데 내가 병원에 왔으니까 도우미가 여기루 와. 오면은 목욕을 좀 시켜 달라구 그래. 눈이 많이 아프니까. 내가 눈이 너~무 아프니까. 혼자선 못 다닐 거 같애. 인제(같은 병실에 있는 환자가 대변을 봐서 치우고 있음). 아이구~ 목욕두 어제 요번에 일요일날 목욕두 못했어, 안직. 일요일 돌아오면은 인제 또 목욕해야 돼. 눈이 너무 아프고 그러니까 내가 혼자 씻끄라니까. 지금은 눈이 아프니까 머리가 안 아픈데. 눈이 쑤시고 아프면 머리도 쑤셔. 생머리가 쑤시고 아파. 그 사람들은 정부에서 주는 돈을 받는데. 기름값에 교통비에 해서 꽤 받는가봐. 구청에서 보내주는 도우미라도 해. 도미. 도미 알죠? 구청 도우미들이 인제 할머니들 인제 와서 빨래도 해주고 청소도 해 주고……일주일에 2번 나와요. 화요일날 나오고 목요일 아니 금요일날 나오구 그래요. 몸이 되게 아프므는 3번도 나오고 그러는데.. 그저 두 번씩밖에 안 나와요. 또 노인 복지단에서 반찬 같은 거 박애복지단에서 반찬 일주일에 두 번 갖구 와요. 그것두 화요일날 갖구 오고 금요일날 갖구 오구……(기침) 반찬두…… 그 많은 사람들 반찬 맹글어가지고 배달하는데 을마나 심들것어. 반찬은 뱁 머 양념도 안들어가구 해 갖구 오면은 우리가 몸 성한 사람은 다시 양님 너 가지고 다시 맹글어서 먹구 그러구. 안 저기 하면은 그것두 수족 못 저기 하므는 맹글어서 못 저기 하므는 기냥 버리구 그러는 거야. (사례 3)

참여자 4는 병원에서 만난 환자에게 아픈 허리를 치료할 침술원을 소개받아 치료를 받고 있었다. 그리고 심장 수술비를 마련하는 과정에서 전세금으로 충당할 수 없는 부분에 대해 병실에서 만난 형님이 심장 재단의 보조를 받을 수 있는 방법을 알려주어 도움을 받았던 것을 기억하면서 앞으로도 비슷한 상황이 되면 보호자가 되어줄 형님이 있어 든든하다고 하였다.

허리가 아파서 레이저침. 그거 맞을라구. 우리 저 아는 아줌마가 그거 맞구 3번인가 맞구 좋아졌데요. 나같이 그렇게 심장병 머시기 하고 당뇨 있고 그런데. 그이도 허리가 아파가지구 나 허고 똑같아요 하여튼. 나와 같은 병을 가지고 있어서 그런지 침 맞고 나았다고 하니까 믿음이 가고 나도 나을 것 같아서 그렇게 하려고요. 그 아주메는 말하자면 형님 동생하고 서로 그러다 보니까 말하자면 심장 그 머시기 그 돈도 말하자면 형님이 다. 심장재단의 머시기 그 형님 냄편이 똑똑해요. 말도 잘하고 그런기 가선 똑 소리가 나요. 그 날짜가 얼마 없어 가지구선 안 된단고 그랬거든요. 근데 어떻게 해가주구선 돈 500이 나왔어요. 머시기 그런 디서 돈도 어렵다고 했는데 말을 잘 해줘갖고 받게 되었지요. 하나님한테 감사해야죠. 저도 교회를 믿고 형님이나 형부도 믿고 나도 교회를 다니니까 믿음으로 허는 것이죠. 결국. 그 형부가 심장병이에요. 그 양반도 심장병이고 당뇨 있고 나하고 비슷해요. 그래 가지구선 그 양반이 그 과장하고 얘기를 잘 해가지구선 500만 원이 나왔어요. 그래서 수술을 할 수 있었죠. 그래서 수술을 헌 거죠. 그 형님은 장로교이고 저는 침례교예요. 그래도 교회는 마찬가지예요. 믿음은 하나님은 한분이니까 머 같아요. 그러고 또 보호자로 되어 있어가지고 보호자로 머시기 어디 병원에 간다고 하면 꼭 따라와요. 내가 수술 헌 지가 얼마 안 되고 머시기 허니까 000선생님도 말하자면 혼자는 안 내보내요. 보호자가 와야만 내보내지(웃음). 수술헌 지가 얼마 안 되고 허리도 머시기 걸음도 잘 못 걷고 머시기 헌다고. (사례 4)

참여자 5는 다른 참여자와는 달리 입원 전에는 질병을 가지고 생활하였지만 지원 서비스를 받기보다 혼자서도 충분히 해 낼 수 있다는 생각에 도우미, 반찬 서비스, 응급벨에 대한 서비스를 거절했지만 퇴원 후 신청을 하기로 결정하였다.

도우미 신청해 준다고 일주일에 두 번 나오는데 와서 빨래도 해주고 청소도 해주고 반찬도 해준다. 그렇지만 내가 그때는 거절했었어요. 그때는 건강했었으니깐. 겉으론 건강했고 그때는 사교춤도 배워가지고 스포츠 댄스도 하고 그랬기 때문에 그때는 도움을 받아야 할 것도 없다고 생각했어요. 그리고 소방서에서 직통 전화 아프면 버튼 하나 또 누르면 119하고 연결되는 거 그것도 거절했어요. 왜냐면 그때는 건강에 자신이 있었으니까. 근데 이번에 나가면 그런 것들을 다 신청해 볼라구 맘 먹구 있어요. 괜히 그런 사람들 도움 받는 것이 처량한 생각이 들었었는데 이제는 그렇게 생각하지 않으려고 해요. (사례 5)

구성요소	하위구성요소	하문적 용어로 전환된 기술				
		참여자1	참여자2	참여자3	참여자4	참여자5
	24시간 의료인이 곁에 있어 의지할 수 있음 · 전문 의료인의 옆에 있어 마음이 이 놓임	· 의료인이 친밀한 태도에 마음이 안정되어 있다. · 의료인이 있어 호흡 곤란으로 인한 불안 감이 줄었다. · 문제해결을 위해 의료인과 상담이 가능하여 마음이 놓았다.	· 의료인의 태도(조용한 목소리와 부드러운 표정)에 안정되었다. · 가까운 거리에 의료인이 있어 있어 편해졌다.	· 의료인이 항상 매기 하고 있어 마음이 놓았다.	· 위급한 상황(흉통)에 서 도움을 줄 의료인이 있어 안심하였다. · 가까운 거리에 의료인이 있어 안심이 되었다.	· 위급한 상황(호흡곤란의 악화)을 조절 해줄 의료인이 있어 안심이 되었다. · 문제(치매를 의심하는 증상)를 해결(정신과 상담을 의뢰)해 신과 상담이 가까운 거리에 있어 마음이 놓였다.
	급심한 고통을 유발하는 문제를 해결하기 위한 신속한 지료를 받을 수 있음	· 중상악화에 언제나 즉 각적인 처치를 받아 조절할 수 있었다. · 중상악화(분비물 과 다)에 대한 치료를 바 로 받을 수 있었다. · 중상 변화를 인식하자마자 바로 검사를 하여 약물을 변경해 주었다.	· 입원 후 즉시 치료 하여 불편한 중상(통증)이 절로 인한 완화되었다. · 문제가 발생(음직임 이 어려움)했을 때 바로 보조를 받을 수 있었다.	· 통증(복통) 호소에 대 한 즉각적인 검사결 과를 알려주었다. · 검사결과에 따라 바 로 수술일정을 잡아 수술을 결정하였다. · 검사결과에 따라 약 물을 변경하여 통증 이 완화되었다.	· 통증(흉통) 호소에 따 라 검사를 받 고 수술을 결정해주 었다. · 검사결과에 따라 빠 른 약물 처방의 변 경으로 통증이 줄어 들었다.	· 임원 후 신속하게 처 치(정맥주사, 산소치 료)를 받아 중상(호 흡 곤란)이 완화되 었다.

학문적 용어로 전환된 기술

구성요소	하위구성요소	참여자1	참여자2	참여자3	참여자4	참여자5
고통스런 증상이 완화되어 몸을 다시 움직일 수 있음	몸에 나타난 고통스러운 증상이 사그라짐	· 신체적 불편(각혈)에 대한 치료를 받아 증상이 줄어들고 있다. · 신체적 불편(분비물 과다)에 대해 약물처방(항생제)으로 증상이 조절되었다.	· 보조기구(위치)를 사용하여 움직임이 가능해졌다.	· 통증(또)과 시원치않으로 인한 불편감이 치료를 받아 완화되었다.	· 수술 이후 가슴통증이 완화되었다. · 가슴 통증을 느끼는 횟수가 줄어들었다.	· 완전부동 상태였던 신체 기능 상태가 부분적으로 회복되었다. · 호흡곤란에 대한 적절한 지료(산소치료) 후 증상이 완화되었다.
	몸의 생기를 되찾음	· 기운(몸)이 가벼워짐이 생기고 주위사람들과 상호작용이 가능하였다.	· 움직임의 제한이 감소되고 무력감이 줄어들어 기분이 좋아졌다.	· 통증이 감소하고 회복이 부분적으로 회복되어 기분이 좋음을 느꼈다.	· 기운이 나는 것을 느끼고 기분이 좋아졌다(웃음이 생김). · 부정적인 생각(걱정)보다 긍정적인 생각(그만저런 살 것 같음)을 하게 되었다.	· 죽음에 대한 공포가 줄어들고 정상적인 호흡 상태가 되어 삶에 대한 자신감이 생겼다. · 주변인과의 상호작용(호의적인 관심)이 가능해졌다.
	몸을 움직여 일상생활이 가능해짐	· 호흡곤란이 조절되어 신체기능이 정상적으로 기능하게 되었다. · 증상조절(각혈)이 명추어 몸을 움직임이 가능해졌다.	· 통증완화로 불면증이 없어져 수면이 가능해졌다.	· 소화기능이 정상으로 되어 식사가 가능해졌다. · 통증완화로 수면이 가능해졌다.	· 정상적 임맛이 돌아와 식사가 상쾌한 하였다. · 수술 후 상실했던 임맛이 회복되어 정상적인 식사가 가능해졌다. · 통증으로 인한 수면 방해가 줄어들고 숙면이 가능해졌다.	· 소화기능 회복으로 유동식에서 정상식이로 변경하였다. · 소화가 잘 되고 변비도 없어졌다. · 임맛이 회복되어 식사량이 증가했다.

112

구성요소	하위 구성요소	학문적 용어로 전환된 기술				
		참여자1	참여자2	참여자3	참여자4	참여자5
	나를 알아 주는 사람이 있음	· 발병 시부터 의료인과 진밀한 관계를 형성해 왔었기 때문에 병원에 병원을 가지고 있어도 불안하지 않았다.	· 의료인과 장기간 진밀한 관계를 지속해 왔기 때문에 병원 방문이 익숙하게 느껴졌다.	· 간호사와 장기간의 관계를 통해 개인적인 부분까지 이야기 할 수 있었다.	· 간호사가 친절하게 불편한 부분을 물어봐 주는 것에서 마음이 안정되었다. · 간호사가 병동에서 손을 잡아주면 온기를 느끼게 되어 위안을 받았다.	· 의료인에게 사적인 문제를 의논할 수 있는 관계를 형성하고 있었다.
간호사의 진밀한 태도에 대한 긍정적 사라짐	병동생활에서 발생된 문제를 해결해 줌	· 간호사에게 신변(식사량 확인, 분비물, 배설물 처리)간호를 받을 수 있다. · 간호사에게 증상을 호소하면 의료인이 그 원인에 관한 설명을 해주어 궁금증을 해결해 주었다.	· 부동(不動)에 대해 보조(용변처리, 식사, 수면, 이동)한 인력(간병인)을 간호사가 알아봐 주었다.	· 신체기능저하로 인해 일상생활 보조(식사, 목욕, 화장실 이동)를 받을 수 있도록 간호사가 도와주었다.	· 간호사가 통증(동통)과 관련한 신체적 불편감(기운 없음, 거동 불편)을 사정하여 필요한 보조(식사, 이동)를 해주었다.	· 신체적 불편감(호흡 곤란)으로 음식을 먹을 수 없을 때 일상생활 보조(목욕, 식사)를 받을 수 있도록 간호사가 간병인이 있는 방으로 옮겨주었다.

구성요소	하위 구성요소	하문적 용어로 전환된 기술				
		참여자1	참여자2	참여자3	참여자4	참여자5
오래 알게 된 담당의가 함을 실어줌	의료인으로부터 보호를 받음	· 주치의와의 오랜 관계를 바탕으로 치료 과정에 대한 신뢰를 가지고 있었다. · 신속하고 정확한 약물처방에 대해 신뢰할 수 있었다. · 의료인과 환자 간의 솔직한 의사소통이 가능하다고 생각되어 안정감을 느꼈다.	· 주치의의 배려로 재활치료 후 통증조절을 위한 약물처방을 받았다. · 통증 조절 시 만성위염이 있는 것에 대비한 약물처방을 받았다. · 통증 정도에 따라 진통제 간격을 조절하여 투여하였다.	· 증상에 따른 적절한 검사와 처방을 해주는 주치의에게 신뢰를 가지게 되었다.	· 주치의는 중상호소에 따라 효과적인 검사를 처방하였다. · 오래 앓아온 진분으로 입·퇴원 시에 의료인에게 특별한 도움을 요청해 받을 수 있었다.	· 중상 악화에 대비해 입원이 가능하도록 의료인의 배려를 받았다.
	퇴원 후 가치 결정을 도와줌	· 집에서 자가 관리를 할 수 있는 기구(산소치료, 흡입기구)를 준비해 두었다. · 자가 관리에 실패하면 병원에 방문하기로 결정해 주었다.	· 집에서 이웃의 도움(간병, 반찬보조)을 받아 생활하기로 하였다. · 동사무소에 무료 전동휠체어 대여를 신청하기 위해 의료인의 도움을 받았다.	· 의료인과 상의하여 요양원 입소를 결정하였다. · 항상 옆에서 돌봐주는 사람이 있기 때문에 요양원 입소가 집에 요양원 대여인으로 퇴원하는 것보다 적당하다고 생각한다고 하였다.	· 시설 입소를 기다리는 동안 다른 시립 병원으로 재입원을 결정할 수 있도록 의료인의 도움을 받았다.	· 새로운 임데이아파트 생활에 적응하려고 마음 먹었다. · 다시 악화된 증상 치료를 위해 다른 시립 병원 재입원을 의료인이 결정해주었다.

구성요소	하위 구성요소	한문적 용어로 전환된 기술				
		참여자1	참여자2	참여자3	참여자4	참여자5
	집단이 생각됨	· 일상생활활동(식사, 빨래, 가사일)을 하는 것이 어려웠었는데 대신해주는 사람이 있어 집처럼 느껴졌다.	· 심장질환에 대한 약물치료를 위해 정기적으로 병원을 방문하였고 궁금과 관련한 반복적인 일임이 익숙한 병원환경을 익숙하게 느끼게 되었다.	· 신체기능저하에 대한 보호를 받을 수 있었다.	· 일정기간(퇴원 전까지 약 3개월) 같은 공간에서 일상생활 활동(식사, 목욕)을 보조해줄 사람이 있었다.	· 익숙한 환경에서 저렴한 돈으로 일상생활에 대한 보조를 받을 수 있었다.
퇴원 후 살아갈 기반이 마련됨	동배환자를 한 식구로 느낌	· 같은 공간에 있는 같은 처지의 사람들에게 의지하게 되었다. · 이전에는 전염성 질환자라고 소외되었 었지만 지금은 같은 병실의 환자들(집체) 에게 처지를 이해받을 수 있어 마음이 안정되어있다.	· 같은 병실에 있는 환자들과 동병상련의 정을 느꼈다. · 같은 처지의 독거노 인들에게 의지하게 되 있다.	· 비슷한 처지의 동료 환자들에게 감정적 인 지지를 받았다.	· 같은 처지의 사람들 에게 공감을 느꼈다. · 비슷한 처지의 사람 들과 보호적인 관계 를 맺었다.	· 같은 지역에 사는 비 슷한 처지의 사람들 이 의지가 되었다.

구성요소	하위 구성요소	학문적 용어로 전환된 기술				
		참여자1	참여자2	참여자3	참여자4	참여자5
	생활에 필요한 정보를 알게 됨	· 병원과 가까운 기존 생활 수급자를 위한 임대아파트로 이사하기로 하였다. · 집에서 자가 관리를 할 수 있는 가구를 준비해 두었다. · 자가 관리에 실패하면 병원에 방문하기로 결정하였다.	· 가사도우미의 보조를 신청하기로 하였다. · 집에서 이웃의 도움(간병, 반찬보조)을 받아 생활하기로 결정하였다. · 동사무소에 무료 전동휠체어 대여를 신청하기로 하였다.	· 의료인과 상의하여 요양원 입소를 결정하였다. · 항상 옆에서 돌봐주는 사람이 있기 때문에 요양원 입소가 집으로 퇴원하는 것보다 적당하다고 생각하였다.	· 심장재단으로부터 수술비를 보조받을 수 있었다. · 병원이동 시 보호자의 보조를 받을 수 있었다. · 시설 입소를 기다리는 동안 다른 시립병원으로 재입원을 결정할 수 있도록 도움을 받았다.	· 독거노인을 위한 지원 서비스(가사, 반찬, 응급 벨)를 신청하기로 결정하였다. · 새로운 임대아파트 생활에 적응하려고 마음먹었다.

B. 입원한 저소득층 독거여성노인이 경험한 편안함에 대한 의미구조

Giorgi(2000)는 학문적 용어로 전환된 의미단위를 현상의 본질을 구성하는 진술로 작성한 후 의미구조를 통합할 수 있기 때문에 의미구조는 본질을 의미하고 구성요소들의 관련성을 설명해준다. 그리고 의미구조는 추상화된 수준으로 설정될 수 있다고 하였다.

본 연구자는 참여자의 기술에 존재하는 본질적인 의미를 기초로 저소득층 독거 여성노인이 입원 중 체험한 편안함에 대한 의미구조를 파악하기 위해 5개의 구성요소와 12개의 하위구성요소를 중심으로 편안함의 체험과 관련된 시간, 공간, 몸, 관계에 관한 분석적 접근을 시도하였으며, 입원한 저소득층 독거여성노인이 경험한 편안함에 대한 일반적인 진술로 통합하였다. 그 결과 입원한 저소득층 독거여성노인이 경험한 편안함의 의미구조는 '전문 의료인과 동배(同輩)환자가 있어 신체화된 마음(몸)의 고통이 사라지고 삶의 활력을 찾음'이었다. 저소득층 독거여성노인이 입원 중에 체험한 편안함은 시간, 공간, 몸, 관계의 4가지 현상학적 구조를 반영하는 것으로 Merleau-ponty(1945)의 기술에 근거하여 살펴보면 다음과 같다.

체험된 시간/공간(lived Time/Space): 시간은 자기의 현재를 보는 것으로 현재에서 미래로 이행해간다. 시간이 있다는 것은 내가 시간에 위치 지어지기 때문이다. 시간은 내가 전개하는 삶의 운동이며 삶을 체험하는 것 이외에 시간을 실현하는 다른 방법은 없다. 공간은 실재적이거나 논리적인 환경이 아니라 위치 지어짐 (to be situated)이 가능해지는 것이며 사물들 간의 관계가 나타나는 상황이라고 할 수 있다(류의근, 2002/1945).

본 연구 참여자들은 증상악화로 고통을 받으면서 혼자인 상태를 경험한다. 그 순간 극심하게 고통스러운 증상을 조절할 수 없어 통제성을 잃어버린 신체는 의지할 곳 없음을 경험한다. 그러므로 몸에서 나타나는 고통스러움을 통제하고 안전성을 보장받는 체험된 시간/공간을 찾아 병원에 오게 된다. 병원에 오기 전의 공간은 극심하게 고통스러운 현재로 누구에게도 도움을 요청할 수 없고, 의지할 사람도 없다고 인지했던 공간이다. 그러나 병원에 온 이후의 시간인 현재는 질병에 대한 전문적인 지식을 가지고 있는 의료인을 만나고 24시간 의료인이 곁에 있어 의지할 수 있을 뿐만 아니라 고통을 유발하는 문제를 해결하기 위한 숙련된 기술과 신속한 처치를 받는다. 이로 인해 이전의 고통스러운 시간은 현재로 전이되고 의지할 수 있는 공간으로 변화한다. 이러한 전문 의료인이 옆에 있음과 고통스러운 몸에 숙련되고 신속한 처치를 하고 있는 현재는 증상악화로 의지할 수 없던 시간/공간을 과거로 느끼게 하며 안전을 보장받을 수 있는 시간/공간에 있음을 지각하고 마음을 놓는다.

체험된 시간/공간에 관한 구성요소와 하위 구성요소는 전문 의료인이 옆에 있어 마음이 놓임: 24시간 의료인이 곁에 있어 의지할 수 있음, 극심한 고통을 유발하는 문제를 해결하기 위한 신속한 치료를 받을 수 있음이다.

체험된 몸(lived body): 몸은 모든 의미의 핵심이며 질병도 하나의 실존이다. 지각 속에서 사물을 본다는 것은 '그 스스로 주어진 것', '몸 적으로 주어진 것'이다. 사물은 몸과 실존에 상관관계를 맺고 있으며 몸의 구조 속에서만 존재한다. 육체의 지향성으로서 코기토는 "나는 할 수 있다"이다(류의근, 2002/1945).

본 연구에서 참여자들은 만성질환에 의한 증상악화로 인해 모든 관심은 몸에 집중된다. 그러나 입원 후에 몸에 나타나는 고통스러운 증상이 치료를 받으면서 점차 완화되고 움직임이 자유로워지면서 생기를 되찾는다. 즉 질병으로 인한 몸은 '할 수 없음'으로 인지되었던 몸이었지만, 극심한 고통을 유발하는 문제가 해결되면서 증상이 완화되고 움직일 수 없던 몸이 다시 움직이게 되면서 몸은 여유로움을 느끼게 된다. 그리고 현재에 머물러 있던 시각에서 미래에 대한 가능성으로 이동하면서 관계에 집중하게 된다.

이에 대한 구성요소와 하위 구성요소는 고통스런 증상완화로 몸을 다시 움직일 수 있음: 몸에 나타난 고통스러운 증상이 사그라짐, 몸의 생기를 되찾음, 몸을 다시 움직여 일상생활이 가능해짐이다.

체험된 관계(lived relationship): 타자(他者)와의 관계는 이성을 통해서라기보다 몸을 통해서 타자를 만나고 알게 된다. 신체적 만남을 통해서 타자의 행동방식과 표정, 세계관을 알게 되고 타자의 세계관 형성에도 참여하게 된다. 즉 나의 시각에 타자의 시각이 들어와 대상을 지각하는 것이다(류의근, 2002/1945).

참여자들은 질병으로 인해 알게 된 의료인과 이야기를 하지 않아도 서로 알아주는 만남의 관계를 맺게 되는데, 이는 입원과 퇴원을 결정할 때와 입원기간 동안에도 보호를 받아 든든한 의료인과 관계를 통해 자신에게 힘을 실어줌을 표현하였다. 그리고 입원 후 병동에서 생활하면서 자신을 알아주는 간호사는 병동에서 발생한 모든 문제를 해결해준다. 의사와는 달리 전문 간호행위는 물론이고 개인적이고 작은 문제이지만 생활에 필수적인 부분에 대한 해결을 하게 된다. 또한 간호사와의 관계는 자신이 해결할 수 없는 부분 특히 무료 간병인 신청을 해주고 마음을 터놓고 사적인 부분까지 이야기할 수 있는 친밀한 관계를 맺는다. 또한 만성질환과 노화에 따른 일상생활에 필요한 목욕, 식사보조, 용변 처리 등 자신의 가족도 싫어할 수 있는 도움을 주면서도 자신을 위로해주는 간병인과도 관계를 맺게 되는데 이는 전문적인 치료를 받는 것은 아니지만 생활에 필요한 보조를 해주는 것으로 관계를 가지게 된다. 뿐만 아니라 같은 병실에서 비슷한 처지의 동배(同輩)환자와는 혈연적 보호자가 아닌 간접적 보호자의 관계로 형성되면서 생활에 필요한 정보를 주고받아 퇴원 후 자원을 활용할 수 있도록 도움을 준다. 또한 서로 같은 공간에서 일정기간 동안 함께 기거했기 때문에 한 식구와 같이 느껴지기도 한다. 이러한 관계는 저소득층 독거여성노인이 퇴원 후 생활에서 기반을 마련하는 기회가 되며 자신감이 생기고 미래에 대한 삶의 활력을 되찾는 관계로 전환한다.

이에 대한 구성요소와 하위구성요소는 간호사의 친밀한 태도에 걱정이 사라짐: 나를 알아주는 사람이 있음, 병동 내에서 발생한 문제를 해결해줌이며, 오래 알게 된 담당의가 힘을 실어줌: 의료인으로부터 보호를 받음, 퇴원 후 거처결정을 도와줌 그리고 퇴원 후 살아갈 기반이 마련됨: 집같이 생각됨, 동배환자가 한 식구로 느껴짐, 생활에 필요한 정보를 알게 됨이다.

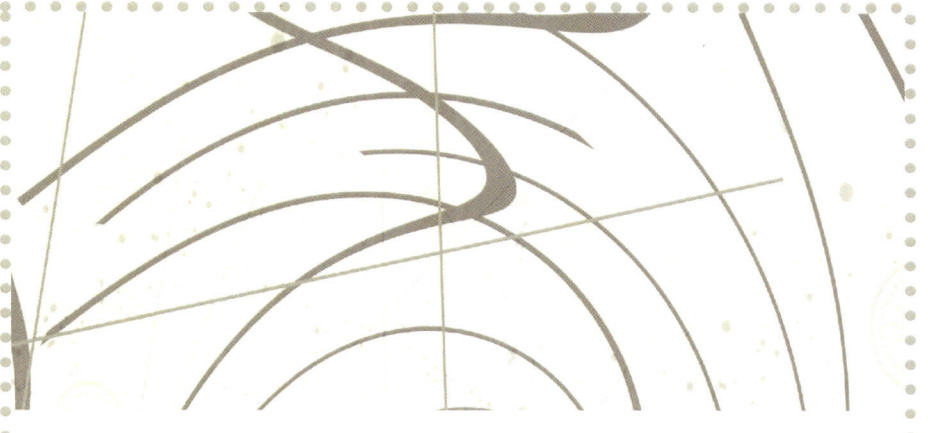

Ⅴ. 논 의

본 연구를 통해 입원한 저소득층 독거여성노인이 경험한 편안함에 대한 의미구조는 '전문 의료인과 동배환자가 있어 신체화된 마음(몸)의 고통이 사라지고 삶의 활력을 되찾음'이었다. 이에 대한 구성요소는 '전문 의료인이 옆에 있어 마음이 놓임', '고통스런 증상 완화로 몸을 다시 움직일 수 있음', '친밀한 간호사의 태도에 걱정이 사라짐', '오래 알게 된 담당의가 힘을 실어줌', '퇴원 후 살아갈 기반이 마련됨'이었다. 본 장에서는 연구결과를 통해 개발된 구조와 구성요소를 바탕으로 저소득층 독거여성노인이 입원 중 체험하는 편안함에 관한 논의와 본 연구의 간호학적 의의를 제시하고자 한다.

A. 입원한 저소득층 독거여성노인이 경험한 편안함에 대한 논의

본 연구를 통해 밝혀진 입원한 저소득층 독거여성노인이 경험한 편안함의 의미구조는 '전문 의료인과 동배환자가 있어 신체화된 마음(몸)의 고통이 사라지고 삶의 활력을 되찾음'이었다. 이는 현상학의 4대 구조인 체험된 시간, 체험된 공간, 체험된 몸과 체험된 관계를 통해서 확인할 수 있었다. Merleau－ponty(1945)는 몸을 통해 체현된 자신의 모습을 지각케 한다고 하였다(서우석, 임양혁, 1992/1979).

저소득층 독거여성노인에게 질병은 몸을 위협하는 동시에 자아(self)도 위협하는 것이며(Toombs, 1992), 개인의 생활을 파괴하여 기대하지 않는 변화를 체험한다(Merleau－ponty, 1966, Bleeker & Mulderiji, 1992에서 인용됨). 따라서 일상생활에서 건강할 때 당연한 것으로 받아들여졌던 몸이 질병상태에서는 더 이상 당연시 받아들여질 수 없고 몸의 전체적인 측면에서 상실감이 나타나 의존적인 존재가 된다(Toombs, 1992).

고통이 지속되는 것은 고통이 없었던 실존에 대한 상실을 의미하며 움직이지 못하거나 수면을 취할 수 없는 상태를 말하는 것이다. 더 나아가 고통으로 인한 결과에 대한 두려움과 검사, 처치를 참을 수 없을 것 같은 느낌을 가진다(Morse, 2001, Morse & Carter, 1996). 질병을 앓는 동안 몸은 익숙했던 기능들을 잃어버리고 평상시와 다른 느낌이 지속되면서 나빠지게 된다(Corbin, 2003).

본 연구에서 저소득층 독거여성노인은 병원을 찾아와서 의사를 만나 입원이 결정지어지면 주위에 전문 의료인과 비의료인이 있음에 안도한다. 이는 일반적으로 입원을 예상치 못한 변화로 인식하고 노후생활의 가장 큰 불안요소로 받아들이는 견해(Biedenham, Normoyle, 1991)와는 차이를 보이는데 이러한 차이는 몇 가지로 설명될 수 있다. 노인 입원에 관한 대부분의 연구에서 입원한 노인의 50% 이상이 입원결정에 참여하지 않았으며(Reinardy, 1992), 치료 선택 시 노인 자신이 충분한 시간을 갖지 못하기 때문에(Nolan et al, 1996) 개인의 의지와는 상관없이 약물이나 보조기구, 의사치료 지시 등을 따를 수밖에 없는 상황에서 무력감을 경험하게 된다(최영희, 김경은, 1996). 그러나 본 연구의 저소득층 독거여성노인은 국민기초생활 수급권자로서 의료급여를 받을 수 있는 의료보호 1종이며, 만성질환을 앓고 있기 때문에 장애판정을 받아 경제적인 부담이 적은 시립병원에 입원과 퇴원을 반복할 수 있었다.

따라서 저소득층 독거 여성노인에게 입원은 저렴한 병원비로 3개월 동안 만성질환에 대한 증상조절과 관련된 문제해결, 일상생활 제한에 대한 간호를 받을 수 있는 삶의 형태라고 할 수 있다. 입원을 결정할 때 가족 혹은 지지집단에 의해서가 아닌, 자신 스스로의 의지에 의한 결정이었고 의사의 판단은 동의를 구하는 행위에 불과하였을 뿐만 아니라 첫 입원이라면 질병상태와 낯선 환경에 대한 불안감과 두려움이 생기겠지만 만성 질환으로 인한 잦은 입원과 퇴원경험이 있었기 때문에 병원생활에 다소 익숙해져서 불안감과 두려움이 사라지고 마음이 놓이는 것이다.

본 연구의 저소득층 독거여성노인은 혼자서 생활하던 때와는 다르게 극심한 고통을 유발하는 문제에 대해 신속하게 치료를 받을 수 있고 나의 신변에 대해 도움을 받을 수 있는 시간적·공간적 상황에 있음을 인식하였다. 즉 저소득층 독거여성노인의 경우 치료의 신속함과 함께 위급한 상황에 아무도 없었던 집이라는 공간과는 달리 일상생활에 대한 보조를 받을 수 있고 동시에 극심한 고통에 대한 즉각적인 중재를 받을 수 있는 공간에 있게 됨으로써 의료인이 24시간 곁에 있으면서 신속한 치료를 받을 수 있다는 것을 통해 마음이 놓였다. 이는 완화간호에 대한 Cannaerts, Casterlé와 Grypdonck(2004)의 연구에서 환자와 간호사 모두가 '시간'에 대해 중요성을 두고 신속한 처치가 환자간호를 위해 완전히 주의 집중하여 이루어지는 즉각적 대응이라고 생각한다는 결과와 응급실에 내원한 환자들을 대상으로 편안함을 주는 간호행위를 탐색한 결과 즉각적이고 숙련된 기술을 가지고 신체간호를 해주는 간호행위는 고통받고 있는 환자들에게 즉각적으로 반응하여 편안함을 느끼게 한다는 Hawley(2000)의 연구결과를 통해서도 알 수 있다.

또한 저소득 독거여성노인은 신속한 처치를 통해 몸에 나타났던 고통스런 증상이 사라짐과 함께 기운이 나는 것을 느끼고 기력을 회복하고 자신이 하고자 하는 활동을 할 수 있어서 자신의 몸을 조절할 수 있는 상태임을 체험하였다. 이는 Hamilton(1989)의 연구에서 만성질환으로 입원한 노인이 제일 먼저 편안함을 느끼는 것은 질병과정 동안 경험했던 통증의 이완이며 정상적인 장기능, 신체적인 장애로 인한 일상생활 제한이 줄어드는 것이다. 또한 질병으로 인해 몸으로 느껴졌던 익숙하지 않고 평상시와 다른 느낌이 없어지고 몸이 다시 이전에 익숙한 상태로 되돌아가는 것을 느끼는 것이고 이는 건강해짐이며, 또한 몸과 생활에 대한 조절이 가능하다는 느낌을 가지는 것이라는 Corbin(2003)의 보고와 함께 숙면과 식사가 가능해짐이 회복이 되어가는 신호였음을 알 수 있다. 저소득층 독거여성노인은 만성질환을 가지고 생활하면서 회복에 대한 의미를 완치됨보다는 고통이 사라지고 증상이 조절되어 신체 기능이 완전히 복원되는 것(Werner Steihaug & Malterud, 2003)이라고 하였다. 그리고 신체적인 기능이 정상적으로 되면서 기력이 회복되고 기분도 좋아지며 '안도의 따뜻한 느낌', '자신감', '타인과 연결되어 있다는 느낌', '여유롭고 안심됨'의 기분의 변화가 편안함의 결과라고 하였다(Morse, Havens & Wilson, 1992). 이상의 연구 결과를 통해 고통스러운 증상이 사라짐과 몸이 생기를 되찾는 주관적인 측면과 함께 내 몸이 일상생활 속에서 기본적인 신체기능을 회복함으로써 비로소 이전의 정상적인 몸 상태를 되찾아가고 있음에 편안함을 느끼는 것이라고 볼 수 있다.

본 연구 결과 관계의 측면에서 보면, 저소득층 독거여성노인은 입원을 통해 전문 의료인, 동배환자 그리고 간병인과 관계를 맺게 되는데 이는 상황과 필요에 따라 다른 양상을 보인다. 우선 의료인과의 관계를 살펴보면, 만성질환자는 주위에 가까운 친구, 이웃들이 있지만 질병에 대한 책임이 자신에게만 있다고 느끼면서 자신이 책임질 수 없다는 느낌을 가지기 때문에 의료진에 대한 의존도가 증가한다(Thone, Con, McGuinness, McPherson & Harris, 2004). 특히 노인환자는 자신의 건강에 대해 '힘 있는 다른 사람'의 역할에 의존하는 경향이 있으며 의사에게 온정주의적인 접근을 기대하고 주로 의사의 판단에 따라 입원을 결정하는 경향이 높다(Bazargan & Baker, 1998). 또한 독거여성노인들은 '건강 정보를 추구하고자 하는 요구', '의학적 지지 요구'를 가지고 있으며 병원생활 혹은 퇴원 후 건강관리 시설로의 입소와 관련된 사항에 대한 도움을 의료인과의 관계 속에서 얻으려고 한다(Shih, Gau, Lo 와 Shih, 2005)는 연구들에서 알 수 있듯이 의사와의 관계는 입원 시에 입원이 어려운 상황에서 입원할 수 있도록 하고, 퇴원 시 거처를 정하거나 집에서 자가 관리에도 결정적인 도움이 되는 관계이며 이는 입·퇴원을 자신의 필요에 따라 결정할 수 있고 퇴원 후에 거처를 결정하는 것도 용이해졌다는 것으로 저소득층 독거여성노인은 '힘'을 얻게 되는 든든함을 느끼게 되었다.

반면 입원하고 있는 동안의 의사소통에서 간호사가 차지하는 부분은 병동 내에서 발생하는 전문적인 간호행위는 물론이고 개인적인 문제해결과 관련이 있었다. Tutton과 Seer(2004)는 재활병원에 입원한 노인을 대상으로 편안함의 기초는 일상적인 간호에 있으며 이것은 환자의 생존에는 중요하지 않더라도 환자 자신이 입원생활을 어떻게 느끼는가에는 본질적인 중요성을 가진다고 하였다. 머리를 감기고 손톱을 잘라주는 기본적인 간호행위는 환자의 편안함에 중요한 것이라고 하였다. 그러나 본 연구결과에서 나타난 간호행위는 머리를 감기고 손톱을 잘라주는 기본적인 간호를 제공할 수 있는 인력을 제공하고 관리해주는 역할을 더 많이 담당하고 있었고 질환에 대한 정보를 주고 처치를 알아서 해 줄 수 있는 의사와 연결을 도모해주는 역할에 의해 저소득 독거여성노인이 병동생활에 더 잘 적응할 수 있도록 해주는 것이다.

시립병원은 공공의료서비스기관으로 서울시 보건의료정책의 실현수단으로써 질병예방 및 건강증진, 민간의료 취약계층인 저소득층에 대한 의료서비스 제공의 향상을 통한 의료공급의 형평성에 목적을 두고 있으나(김승연, 2005), 입원 중 간호사가 질환과 관련된 정보를 주고 처치를 알아서 해주는 것과 같은 간호행위는 독거여성노인과 같이 가족이 없는 환자들에게는 가장 중요하다고 하였다(김동숙, 2004, 박현주, 서순림, 2000). 이처럼 시립병원을 이용하는 대상자가 저소득층 독거노인인 것을 감안할 때, 노인의 편안함을 증진할 수 있는 환경마련과 일상적인 기본간호 그리고 질병과 관련된 정보제공을 위한 전문적인 간호사 역할 확립이 필요함을 시사한다.

또한 전문 의료인 이외에 동배환자, 친구, 간병인과도 관계를 맺고 있었는데 이는 '식구'라는 의식을 통해 동병상련과 같은 정

(情), 연대의식을 느끼고 있었는데 이는 같은 공간과 같은 문화를 공유하는 집단에 소속되었음을 느끼고 공동의 시간성을 가지고 있는 가족을 느끼는 것이다. 다른 문화권과 달리 한국인은 대인관계에서 가족을 사회생활에 대한 기초지식을 얻는 것에서 더 나아가 가족 내에서의 관계형성을 사회에서의 관계 형성의 모델로 삼는다(신수진, 1998). 따라서 자신이 속한 집단의 성원들과는 '가족관계와 같은' 상호작용을 해야 한다고 생각하고 향약과 계에 나타난 연대의식, 협동정신, 품앗이와 정의 인간관계, 한국인의 우리주의 등이 나타날 수 있다(최준식, 1997). 양승애(2002)의 연구에서 저소득층 독거여성노인은 자연적인 유대를 중요시하고 동향(同鄕)이라는 것에 친근감을 갖고 있으며 고향이 비슷하고 경제적으로 유사한 처지에 있는 사람들이 함께 모여 이야기를 나누고 가끔 같이 식사를 하고 병원에 동행해주거나 몸이 아플 때 서로 돌봐주는 등 도움이 필요할 때는 상호간에 도움을 주고받으며 지내고 있다고 한 것에서도 알 수 있다.

또한 환자들 간에는 연령에 따라 형님과 아우 관계가 형성되고, 동료 환자의 친족관계가 연장되어 같은 병실 환자를 '조카', '이모'로까지 부른다. 이러한 친족 용어의 사용은 아침 회진에서 간호사의 "어머니, 어제 저녁 잘 주무셨어요?"라는 '인사말'에 집에 있는 것보다 더 편안함을 느끼게 한다. 간호사의 질문은 환자의 수면 상태를 사정하는 것이지만 참여자는 '어머니'라는 호칭에서 가족이라는 사적인 관계를 떠올리고 가족의 영역이자 사회조직을 대변하는 '집'의 의미와 연관시킨 것이다. 여기서 간호사는 환자의 건강상태를 점검하고 있는 전문 간호 인력이 아니라 부모에게 아침 문안을 드리는 자녀의 위치로 받아들여진다. 이는 의료인의 권위적인 태도에 의해 대상자가 입원생활 중 소외감을 경험한다는 결과(권혜진 등, 2003)와는 상반되나 간호사로부터 받는 지지는 '친절한 태도'를 통해서이며, 교육적 요구, 치료적 요구, 정신, 사회적 요구에 대한 지지는 가족, 동료환자, 의사에게 주로 의존한다(박경희, 1999)는 결과와 더불어 대상자와 간호사의 관계에서 질병에 필요한 환자 교육, 정보 제공과 의사소통에 대해 주로 책임을 지는 간호사의 전문적인 영역보다는 감정적인 지지역할을 강조한 결과로 볼 수 있다.

본 연구에서 독거여성노인이 입원 중 일상생활에 대한 시중을 들어주는 사람이 생김으로써 집에 있는 것보다 더 집다운 '집'으로 느끼게 되고 동료환자들로부터 자신의 비슷한 처치를 인정받고 또 서로 보호적인 관계를 맺으면서 식구로 느끼는 정서적 유대뿐 아니라 기초생활수급자라는 공동의 처지에서 활용 가능한 정보를 나눔으로써 살아갈 기반을 마련하는 것이 편안함의 근거가 되는 것을 알 수 있었다.

따라서 노인 간호에서 간호사는 노인 대상자에 대한 개인적인 이해를 바탕으로 불편을 감소할 수 있는 지속적인 정보제공, 교육적인 간호를 제공함은 물론이고 노인 스스로 자가 간호를 할 수 있도록 권유하는 의사소통자로서 전문적인 관계를 형성할 필요가 있으며(Hamiton, 1989), 특히 저소득층 독거여성노인이 생활에 필요한 보건의료 간호요구, 식사, 영양 보조와 경제적 요구, 사회활동 요구, 지역사회 자원 활용 요구, 복지서비스 요구 등이 있는데(김정희, 2002) 이러한 요구 해결을 위해 한 식구로 생각되었던 비슷한 처지의 동료환자와 친숙한 관계를 맺어온 의료인의 도움을 필요로 한다. 이는 여성 노인은 남성노인보다 이웃과 친구와의 친밀하고 정서적인 연결을 가지려는 경향이 많아서 도움받기를 더 원하며(Talyor, Keith & Tucker, 1993), 미국 여성노인은 도움을 받는 것이 선한 생활을 한 것에 대한 보상이라고 생각하여 당연히 받아들인다(Jett, 2002)는 결과에서도 알 수 있다.

따라서 이러한 공식적 비공식적 관계는 저소득층 독거여성노인의 사회적 지원망이 되어 더 넓은 관계를 통합하고 일상으로 복귀할 준비를 하도록 하는 것을 알 수 있다. 사회적 지원망은 가족 및 친척에 의한 지원망과 이웃 및 친구에 의한 지원망으로 구분할 수 있는데, 독거여성노인은 이웃 및 친구에 의한 지원망을 통해 정서적인 지지와 사회적인 지지를 받아 소외감을 줄이고 갑작스런 변화나 스트레스 상황에 대처한다(최용민, 이상주, 2003).

사회적 지원망 중 공식적인 지원망과 비공식적인 지원망에서 기대하는 도움의 양상은 다르게 나타나는데 공식적인 지원망인 의료인과의 관계에서는 신변을 챙기는 실질적인 도움을 필요로 했지만 한 식구가 됨을 느끼는 비공식적인 지원망에서는 비슷한 처지에서 느껴지는 공감과 같은 감정적인 도움을 요구했다. 이는 미국 북동부의 Appalachian 노인들이 공식적인 관계에서 의료인과의 오랜 시간 동안 관계를 맺어온 것, 자신의 질환에 대한 전반적인 이해를 하고 있는 것을 중요하게 생각하였고 도움을 받아들일 때도 반드시 필요로 하는 도움만을 받으려고 하고 그 충분성에 대해서는 문제 삼지 않았다(Heyes, 2006).

그러나 도움을 받아들이는 태도는 국내노인과 차이를 보인다고 할 수 있는데 Appalachian 노인들은 자신이 필요로 하고 허락하는 정도에서만 도움을 받지만 국내 노인들은 필요도나 충분성의 고려 없이 지속적인 도움을 받아야 하는 존재로 인식하고 있었다.

그 이유를 유교문화에 기초한 우리나라 전통적인 노인의 부양의식으로 설명할 수 있는데 전통적인 사회에서는 집합주의 가치관의 원형인 가족주의에 의한 효(孝)원리에 의해 노인을 부양하기 때문에 친족, 동족은 물론 지역 공동체까지도 혈족적인 가족관계의 연장으로 보아 노인은 가족 중에 가장 높은 지위를 가진 존재로 모든 사회적, 가정적 활동에서 물러나 심리적인 에너지를 거두어들이고 가족의 도움을 받는 것이 바람직하다고 생각한다(이경훈, 2004).

그러나 저소득 독거 여성노인은 부양을 받을 수 있는 가족이 없이 살아오다가 입원을 하여 도움을 받게 되면 이러한 전통적인 부양의식에 영향을 받아 의존적인 존재로 자신을 인식하는 것으로 사료된다. 또한 입원 과정에서 독거여성노인은 퇴원 후 향후 생활에 대해 가장 많이 염려하는 것으로 나타났고 건강 정보를 추구하고자 하는 욕구와 질병과 관련된 지식 욕구를 가지고 있었으며, 병원생활 혹은 퇴원 후 건강관리 시설로의 입소와 관련된 사항에 대해 의료인에게 도움을 요청하는 것을 알 수 있었다.

따라서 간호사는 독거 여성노인을 간호할 때 퇴원 후 재가 혹은 양로시설을 이용하는 노인에 대한 간호에 관심을 가질 필요가 있으며 지지체계의 활용과 나아가 간호의 폭을 더욱 확대할 필요가 있다. 양로시설로 입소하는 노인에 대해서는 새로운 시설에 대한 적응을 위한 준비가 이루어질 수 있도록 도와줄 수 있는 상담 및 간호중재 프로그램개발 및 적용뿐 아니라 코디네이터로서의 간호사의 역할이 필요할 것으로 생각된다.

B. 간호학적 의의

본 연구는 입원한 저소득층 독거여성노인이 경험한 편안함에 대해 Giorgi 현상학 연구방법을 통해 편안함에 대한 의미구조를 밝히기 위하여 시도하였다. 이는 시립병원에 입원하고 있는 저소득층 독거여성노인의 관점에서 이해하고 그 체험에 내재되어 있는 편안함 경험의 의미와 본질을 발견하고자 하였다. 따라서 본 절에서는 연구결과와 관련된 간호학적 의의에 대해 간호 연구 및 교육, 간호 실무 그리고 간호 정책에 대해 고찰하였다.

1. 간호연구

본 연구에서는 입원한 저소득층 독거여성노인이 경험한 편안함에 대한 현상학적 접근을 시도하였는데 Rosberg(2000)는 살아 있는 몸에 대한 현상학적 접근은 만성적 고통과 같은 문제를 가진 개인의 경험을 이해할 수 있기 때문에 대상자를 간호하고 이해하기 위한 기초를 제공하기에 적절하다고 하였다. 그리고 Giorgi(1997)의 현상학 방법은 대상자의 체험에 대한 순수한 기술을 학문적인 용어의 전환을 통해 그 체험에 대한 학문적인 측면에서 본질과 구조를 밝히는 것이라고 하였다. 따라서 본 연구는 간호학 측면에서 저소득층 독거여성노인의 시립병원 입원경험을 이해하고, 그 체험에 내재되어 있는 편안함의 의미를 파악할 수 있었다. 또한 간호연구의 측면에서 입원한 저소득층 독거여성노인이 경험한 편안함에 대한 본질적 의미구조를 통해 편안함에 대한 이론을 개발하고 이론을 바탕으로 대상자 입장에서의 편안함을 측정할 수 있는 도구개발을 위한 기초 자료를 제공하였다.

2. 간호실무

간호 현장에서 편안함이라는 용어를 흔히 사용하지만 실제 간호 시에 대상자를 편안하게 하는 간호중재 전략에 대한 관심은 미흡한 실정이다. Morse, Havens와 Wilson(1997)은 간호사와 환자의 관계에 대한 모델 개발을 통한 편안함의 전략(strategies of comfort)에 대한 연구에서 질병을 가진 대상자의 편안함을 위해서는 대상자의 행동적 요인과 환경적인 요인을 고려한 간호중재를 선택할 것을 제안한다. 또한 편안함을 제공하는 간호중재는 간호를 제공하는 방식(style of care)과 대상자와의 관계유형(pattern of relation)에 따라 달라질 수 있으며 접촉하기, 말하기, 들어주기와 같은 직접적 간호중재와 따뜻함을 제공하는 것, 조명을 조절하는 것, 방문객을 제한하여 휴식을 취해주는 것과 같은 간접적 간호중재가 있을 수 있다고 설명하였다.

본 연구 결과에서 저소득층 독거여성노인은 간호사의 친밀한 태도에 걱정이 사라진다고 하였으나 일상생활 제한을 해결해줄 수 있는 간병인을 제공하고 투약, 섭취/배설량 측정과 같은 기본간호를 수행하는 정도였다. 또한 어머니라는 호칭의 사용과 같은 감정적인 측면에서 편안함을 제공할 뿐이었다.

그러나 본 연구결과를 통해 대상자에게 편안함을 제공하기 위한 간호중재가 기본간호, 감정적인 측면에 치중하기보다 대상자의 행동적, 환경적인 요인에 따라 간호수행 절차, 간호사－대상자 간의 관계유형의 변화가 필요함을 인식하였다. 따라서 본 연구결과는 이에 따른 간호중재 전략을 마련하기 위한 기초 자료를 제공하고 간호현장에서 실질적인 지표마련을 위해 사용될 수 있을 것이다.

3. 간호정책

본 연구의 결과에서 저소득층 독거여성노인은 동료와의 상호작용을 통해 서로가 보호자가 되며 의료인이 간접적인 보호자가 되는 커뮤니티에 소속됨으로써 편안함을 경험하였다. 현재 서울시에서 복지정책의 일환으로 독거노인에 대한 모니터링에 대한 계획을 추진하고 있는데 공공사회복지 전달체계 속에서 독거노인과 가장 직접적인 관계를 맺고 있는 공식적인 연계 매체자인 사회복지전담공무원이 독거노인에 대한 수시 조사 및 상담, 재가서비스를 지원하고 있다. 그러나 이들이 서비스를 위해 투입하는 시간은 일주일 동안 약 1.5시간(한국보건사회연구원, 2004)으로 나타나서 그 효율성이 떨어지는 것으로 나타났다. 따라서 본 연구결과를 통해 저소득층 독거여성노인에게 편안함을 경험하게 하는 의료인 중심의 안전망을 형성할 수 있는 병원과 보건소중심의 보건 의료 인력의 확대와 정책적 관리 전략이 필요하며, 이를 위한 기초적 근거자료를 제시하였다고 하겠다.

4. 간호 교육

간호의 궁극적 목적인 편안함의 개념을 실무에 적용하기 위해서는 편안함의 의미에 대해 대상자의 경험을 이해하는 것이 선행되어야 한다. 이러한 의미에서 본 연구결과는 간호교육 현장에서 입원한 저소득층 독거여성노인의 편안함을 증진시키기 위해 고려되어야 하는 간호의 측면이 무엇인지에 대한 근거로 사용될 수 있을 것이며, 실제적으로 대상자가 편안함을 느낄 수 있도록 하기 위한 간호중재를 어떻게 제공할 것인가에 대한 간호전략을 반영한 임상교육의 기초 자료로 사용될 수 있을 것이다.

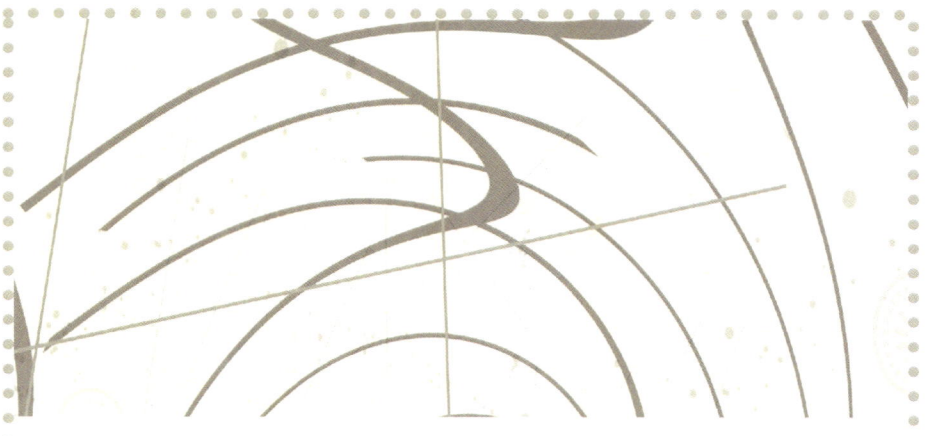

Ⅵ. 결 론 및 제 언

A. 결 론

본 연구는 Giorgi의 현상학 연구 방법을 적용하여 편안함에 대한 본질적인 의미를 밝히기 위해 의미단위를 구분하고 간호학적 용어로의 변형을 통해 일반적인 구조를 확인하는 절차를 따랐다.

본 연구의 목적에 따라 서울시에 위치한 2개의 시립병원에 입원한 65세 이상의 기초생활 수급 독거여성노인을 연구 참여자로 선정하였고 참여자별로 진행된 면담횟수는 2회에서 6회까지였고 총 5명이었다.

자료 수집기간은 2005년 12월부터 2006년 5월에 걸쳐 심층면담을 통해 이루어졌고, 만남 시 개방적이고 반구조화된 질문형식을 사용하였으며 1회면담 시 소요된 시간은 1시간 내지 1시간 30분 정도였다. 연구 참여자의 동의를 얻어 면담내용은 모두 녹음하였으며 면담 즉시 녹음 내용을 여러 번 반복하여 들으면서 참여자가 표현한 기술을 그대로 필사하였다.

본 연구의 본질적인 구조를 작성하기 위해 필사된 내용을 전체적으로 인식하기 위해 여러 번 읽으면서 간호학적 관점에서 의미의 변경이 나타나는 부분을 구분하여 의미단위를 나누고 이를 학문적 용어로 전환, 기술하였다. 그 후 전환된 학문적 기술 중 유사한 기술을 묶어 구성요소적인 진술(constituent statement)로 범주화하였다. 구성요소 간의 관련성을 파악하고 시간적 맥락에 따라 구조를 통합하였는데 입원한 저소득층 독거여성노인이 경험한 편안함은 '전문 의료인과 동배(同輩)환자가 있어 신체화된 마음(몸)의 고통이 사라지고 삶의 활력을 되찾음'이었다.

본 연구자는 입원한 저소득층 독거여성노인이 경험하는 편안함에 대한 연구를 통해 참여자들이 각자가 처한 경제적 형편을 헤쳐 나오며 적극적으로 자신의 삶을 해석하고 적응해 나가고 있는 과정에서 병원의 전문 의료인과 동배환자들과의 관계가 중요한 역할을 담당하고 있음을 알 수 있었다. 특히 저소득층 독거 여성 노인이 자신의 처지를 터놓고 이야기하고 작은 문제해결에서 간호사에게 의지하고 있음을 살펴볼 때 간호사와 대상자 간의 병원 내외의 긴밀한 협조체제형성은 저소득층 독거여성노인에게 편안함을 제공함은 물론이고 삶의 활력을 주는 것으로 보인다. 따라서 이를 위해 간호사가 병원 및 재가 독거노인이 가까운 거리에 간호사가 있음을 느낄 수 있는 간호를 제공할 수 있도록 국가차원의 구체적인 대안 마련이 필요할 것이라고 생각된다.

B. 제 언

이상의 결과를 통해 다음과 같은 제언을 하고자 한다.

첫째, 입원한 저소득층 독거여성노인이 경험한 편안함은 노화와 만성질환으로 소진되었던 일상에서 전문 의료인과 동배환자가 있어 몸과 마음의 고통스러움이 사라지고 삶의 활력을 찾아 생활에 필요한 정보, 한 식구 같은 느낌과 힘을 얻게 되는 과정이었다. 이 같은 사실은 독거여성노인의 특성상 전문 의료인과 동배환자는 혈적인 관계는 아니지만 생활을 살아가는 데 보호자의 역할을 한다는 것으로 전문 의료인의 역할에 대한 중요성을 시사하는 결과라고 할 것이다.

둘째, 간호실무의 측면에서 입원한 저소득층 독거여성노인이 경험하는 편안함은 시간의 흐름에 따라 요구되는 간호중재 유형이 차이가 있음을 알 수 있었다. 초기에 고통스런 증상을 느끼고 병원을 찾아와서는 신속하고 정확한 기술적인 간호중재가 요구되며, 고통스런 증상이 사그라지고 몸이 내 마음대로 되면서는 신변을 챙겨주는 것과 같은 실질적인 간호중재가 필요하였다. 그러나 점차 마음을 터놓을 수 있는 감정적인 지지와 생활에 필요한 정보를 주고받는 친밀함을 증가시킬 수 있는 간호중재가 요구되었다. 따라서 간호사는 입원하고 있는 대상자의 상황에 따라 다른 유형의 간호중재를 제공할 필요가 있으며 이러한 간호중재 전략 마련이 필요할 것이다.

셋째, 노인의 편안함을 탐색하기 위해 가족의 지지가 없는 독거여성노인을 대상으로 하였으나 한국노인의 특성상 가족의 지지를 받고 지역사회의 지지를 충분히 받는 일반 여성노인의 편안함에 대한 연구들도 요구된다. 또한 본 연구에서는 입원한 노인을 대상으로 하였으나 재가, 시설 등에 있는 노인 여성의 편안함에 대한 연구들도 필요할 것으로 보인다. 이러한 다양한 대상, 장소에 따른 편안함의 심층적 이해는 전문적인 지식과 태도, 기술을 갖게 하는 동시에 편안함을 제공하는 간호중재 개발에 큰 역할을 할 것으로 생각된다.

참고문헌

강문정(2006). *입원노인 환자의 수면양상과 수면장애 요인과의 관계*, 한림대학교 석사학위논문.

권혜진, 노은선, 권선숙, 김경희, 염순교, 송미승, 조주연(2003). 입원 경험에 관한 근거이론적 접근, *정신간호학회지*, 12(2), 172 – 181.

김경희, 김금순, 강규숙, 강현숙, 김원옥, 백훈정, 원종순, 임난영, 정인숙, 권혜진(2000). 입원 대상자의 안위경험에 대한 근거 이론적 접근, *대한간호학회지*, *30(3)*, 750 – 763.

김기태, 박미진(2005). 여성 노인의 부정적인 생활 스트레스와 탄력성과의 관계. 노인복지연구, 29, 71 – 90.

김기태, 박봉길(2000). 독거노인의 생활 만족도와 사회지지망, *한국노년학*, *20(1)*, 153 – 168.

김난미(2004). *내러티브 탐구방법으로 본 저소득 독거 여성노인의 미술치료 활동 경험연구*, 서울여자대학교 석사학위 논문.

김동숙(2004). *노인입원환자의 사회적 지지와 건강상태와의 관련성 연구*, 연세대학교 석사학위 논문.

김미영, 조성희, 이상미, 정수정, 박경숙(1997). 노인 환자의 입원 전후 수면양상과 수면장애 요인에 관한 연구, *대한간호학회지*, *29(1)*, 61 – 71.

김선영(2003). *입원한 노인환자의 스트레스 요인에 관한 연구*, 동아대학교 석사학위논문.

김연숙(2003). 입원노인의 삶의 질에 관한 연구, *동남보건대학 논문집*, 21(1), 11 - 20.

김영란(2002). *일반노인, 시설노인, 독거노인의 우울감 비교연구*. 부산대학교 석사학위논문.

김은경(2002). *종합병원 입원노인환자의 간호요구도와 만족도*, 연세대학교 석사학위논문.

김정선(2002). *만성질환 노인여성의 약물사용경험*, 이화여자대학교 박사학위논문.

김정인(2005). *노인전문병원 입원환자의 의료이용수준 관련요인*, 연세대학교 박사학위논문.

김정희(2003). *농촌지역사회 독거노인의 재가복지서비스 개발에 관한 연구: 소비자와 제공자의 관점을 통합한 욕구조사*, 서울여자대학교 석사학위논문.

김주희, 정영미(2002). 독거노인의 건강실태와 삶의 질에 관한 연구. *노인간호학회지*, 4(1), 16 - 26.

김태현, 한은주(2004). 독거노인의 자아존중감, 스트레스, 사회적 지원 경험유부에 따른 심리적 복지감, *한국가족관계*, 9(3), 81 - 106.

김태현, 한은주(2004). 독거노인의 자아 존중 감, 스트레스, 사회적 지원 경험 유무에 따른 심리적 복지 감, *한국 가족 관계학회지*, 9(3), 81 - 106.

김현미(2004). *만성질환 노인환자의 무력감에 자아존중감, 가족지지가 미치는 영향*, 부산대학교 석사학위논문.

노희경, 오근애(2003). 광주지역 저소득층 노인의 성별, 연령별 영양상태. *대한지역사회영양학회지*, 8(3), 302 - 310.

류의근(2002). 지각의 현상학 - 메를로퐁티(Merleau - ponty, 역), 서울: 문학과 지성사(Original work published 1945).

류황건, 최헌(1999). 보건소를 이용하는 노인들의 건강특성에 관한 조사. *한국 노년학연구*, 8(1), 161 - 177.

민경진, 김근조, 차춘근(2001). 일부지역 노인들의 주관적 건강수준에 영향을 미치는 요인에 관한 연구. *보건교육건강진흥학회지, 18(2),* 1 - 26.

박경희(1999). 간호정보프로그램이 1인실 입원환자의 입원스트레스에 미치는 영향, 고신대학교 석사학위논문.

박기남(2004). 생애 구술을 통해 본 독거여성노인의 삶, *페미니즘 연구, 4,* 149.

박능후, 송미영(2006). 노인 가구 유형별 빈곤상태 변화에 대한 연구. *노인복지연구, 31,* 1 - 26.

박명순(2004). *서울시 시립병원 간호사의 직무만족과 이직 의도,* 인제대학교 석사학위 논문.

박재언(2001). *고어사전,* 서울: 이화출판사.

박준하, 김병선(1991). *한국어 형용사 사전,* 서울: 계명 문화사.

박지원(1985). *사회적지지 척도 개발을 위한 일 연구,* 연세대학교 박사학위 논문.

박현주, 서순림(1998). 입원한 노인환자의 사회적 지지, 무력감, 삶의 질과의 관계, *노인간호학회지, 1(1),* 5 - 15.

박홍순(2003). *도시지역 저소득 노인에 대한 보건 복지 정책의 방향,* 연세대학교 보건 대학원 석사학위 논문.

백선숙(2005). *여성독거노인의 삶의 질 구축,* 중앙대학교 박사학위논문. 보건 복지부(2000). 국민 기초생활 보장 사업 안내, 서울: 보건 복지부.

서경현, 김영숙(2003). 독거노인에 대한 사회지원과 정신건강에 관한 탐색. *노인복지연구, 21,* 7 - 26.

서우석, 임양혁(1992). 메를로 - 퐁티의 지각의 현상학(Langer, M. M. 역) 서울: 청하(Original work published 1979).

서현애(2002). *만성독거노인의 생활,* 동아대학교 정책과학대학원 석사학위논문.

석재은, 오영희, 권중돈, 김정석, 박영란, 김정기(2005). *노인의 삶의 질 향상을 위한 정책 방안 연구 — 여성, 농어촌, 독거노인의 생활실태를 중심으로 —*, 연구 2005 - 15 보고서, 서울: 한국 보건 사회 연구원.

선우덕, 송현종, 황나미, 강은정, 서영준, 김태일, 김동진(2005). *고령화 사회에서의 노인보건의료체계구축 - 200504 연구보고서*, 서울: 한국보건사회연구원.

송미순, 김신미, 오진주(1997). *노인 간호의 연구와 전망*, 서울: 서울대학교 출판부.

신경림(1998). 중년기 여성의 폐경으로 인한 몸의 변화에 관한 체험연구, 대한간호학회지, 28(2), 414 - 429.

신경림(2000). 체험연구(Van Manen, M. 역), 서울: 현문사. (Original work published 1990).

신경림(1998). 인터뷰(Kvale, S. 역), 서울: 현문사. (Original work published 1996)

신경림, 장연집, 박인숙, 김미영, 정승은(2004). *현상학과 심리학 연구* (Giorgi, A. 역), 서울: 현문사. (Original work published 1985).

신경희(2005). *독거여성노인의 생활실태 및 사회복지 서비스 이용에 관한 연구*, 상지대학교 석사학위논문.

신수진(1998). *한국의 가족주의 전통과 그 변화*, 이화여자 대학교 박사학위논문.

신영석, 이현주, 이연희, 신현웅, 정형선, 윤석준(2004). *차상위 계층 의료수요 등 실태조사 및 의료급여 확대방안*, 한국보건사회연구원.

신영석, 최병호, 신현웅, 황도경, 윤석준(2005). *의료급여환자 의료지출실태 및 급여개선 방안 - 200530 연구보고서*, 서울: 한국보건사회연구원.

심명미(2001). *우리나라 독거노인의 생활안전 대책에 관한 연구*, 경희

대학교대행정대학원 석사학위 논문.

심문숙(2004). *Newman의 실무 연구 방법론을 근거로 한 저소득 독거 노인의 건강경험*, 중앙대학교 박사학위 논문.

양난영(2001). *항암화학요법을 받은 암 환자의 편안함에 관한 체험*, 이화여자 대학교 대학원, 석사학위 논문.

양승애(2002). *저소득층 독거여성노인의 일상생활 체험연구*, 이화여자 대학교 대학원 박사학위 논문.

엄경영, 이효석, 정현진, 하채림(2006). *엑소더스 코리아*, 서울: 집사재.

여유진, 김미곤, 양시현, 김태완(2005). *2006년 최저생계비 추정에 관한 연구*, 한국보건사회연구원.

유광수, 박현선(2003). 독거노인과 가족동거노인의 건강상태에 관한 비교 연구. *한국노년학, 23(4)*, 163 – 180.

유성호, 모선희, 김형수, 윤경아(2002). 노인복지론, 서울: 아시아 미디 어리서치.

이애연(2002). *농촌지역 독거노인의 보건의료서비스 이용실태와 개선 방안에 관한 조사연구*, 원광대학교 석사학위논문.

이경훈(2004). *노인 부양에 관한 연구*, 한서대학교 정보대학원 석사학 위논문.

이명숙(2004). 독거노인의 생활만족도 영향요인 분석, 성인간호학회 지, 16(1), 17 – 26.

이숙자, 장성옥(1999). 안위개념의 분석, *성인 간호학회지, 11(1)*, 169 – 178.

이승미(2002). 한국 노인의 사회계층별 건강상태와 사회적 지원의 영 향에 관한 연구. *한국노년학, 22(3)*, 135 – 157.

이정분(2003). *저소득 여성 노인의 여가활동에 관한 연구: 관악, 금천 구 거주 여성 노인을 중심으로*, 동국대학교 불교대학원 석사 학위 논문.

이정숙, 이인숙(2005). 노년기 건강관리 행동과 사회 경제 요인이 건강상태에 미치는 영향. 노인복지연구, 27, 231 – 253.

이현주, 백화종, 신영석, 김안나, 박능후, 이선우, 홍경준, 황덕순, 유진영, 김계연, 이승경, 황정하, 임완섭, 전혜숙, 정순영, 박신영(2005). *차상위 계층 실태분석 및 정책제안.* 한국보건사회연구원.

임신재, 박오장(2003). 입원한 노인환자의 일상생활 수행능력, 신체적 건강상태, 간호요양원에 대한 인식도, *노인간호학회지, 5(2),* 138 – 146.

장성옥, 이숙자(1996). 안위의 개념 분석과 개발 – 혼종 모형 방법 적용, *정신간호학회지, 5(2),* 108 – 120.

장세진(2002). *독거노인의 삶의 질에 영향을 미치는 요인,* 대한 예방의학회지 주계 학술대회 연계집.

정경희, 오영희, 석재은, 도세록, 김찬우, 이윤경, 김희경(2005). *2004년도 전국 노인 생활 실태 및 복지욕구 조사 연구 보고서.* 서울: 한국보건사회연구원, 보건복지부.

정재옥(2004). *건강보험 노인입원환자의 고액진료비 실태에 관한 연구,* 경희대학교 행정대학원 석사학위논문.

정혜정, 김태현, 이동숙(2000). 독거여성 노인의 생활 만족도 연구, *한국 노년학, 20(2),* 49 – 70.

조경욱(2002). 무의탁 독거 여성 노인의 생활 만족도에 관한 연구 — 전북 지역 국민 기초 생활 수급자를 대상으로 —, *한국 노인 연구, 17,* 85 – 125.

조명숙, 김혜영(2002). 자원봉사 통합인력 인프라 구축을 위한 노인 건강증진 – 간호인력 2. 서울: 현문사.

최동연(2001). *독거노인의 건강문제와 의료복지의 지원방안에 관한 연구,* 동국대학교 대학원 석사학위논문.

최수정(2001). 내·외과 병동에 입원한 노인들의 무력감 지각정도에 관한 연구, *성인간호학회지, 13(4),* 601 – 609.

최수정, 김미영, 김태희, 이미현(1998). 노인환자의 입원경험, 노인간호학회지, 1(2), 149‒159.

최순인(2002). 입원 노인 환자의 영적 안녕과 우울, 연세대학교 석사 학위논문.

최연하(2005). 독거노인의 초상, 중앙대학교 대학원, 사진학과 석사학 위 논문.

최영(2005). 가구형태에 따른 노인의 건강상태 결정요인에 관한 연구. 노인복지연구, 29, 123‒149.

최영희(2000). 노인과 건강, 서울: 현문사.

최영희, 김경은(1996). 병원에 입원한 노인의 무력감 현상연구, 대한 간호학회지, 26(1), 223‒247.

최용민, 이상주(2003). 사회적 지원망이 독거노인의 삶의 질에 미치는 영향, 한국 노인복지학회지 노인복지 연구, 22, 193‒217.

최준식(1997). 한국인에게 문화는 있는가, 서울: 사계절.

최희경, 이인숙(2005). 비정형가족의 특성과 가족복지에의 함의 ― 강 점관점을 중심으로 ― 한국가족복지학회지, 15, 245‒263.

통계청(2003). 장례 인구추계. 대전: 통계청.

통계청(2005). 인구 주택 총 조사 보고서. 대전: 통계청.

통계청, http://www.nso.go.kr.

하미정, 박형숙(2002). 대도시 영세 독거노인의 건강 및 영양상태에 관한 연구. 노인간호학회지, 4(2), 123‒133.

한국노년학회 편(2000). 노년학의 이해. 서울: 대영문화사.

한국보건사회연구원(2004). 2004 전국 노인 생활 실태 및 복지 욕구 조사, 서울: 대명문화사.

한상돈(2004). 지방정부 노인 복지 정책에 관한 연구: 충청북도를 중 심으로, 한서대학교 대학원 박사학위 논문.

황보수자, 김혜령(2003). 일 도시지역 저소득층 노인의 유병상태와 공 공근로 방문간호. 노인간호학회지, 5(2), 228‒239.

Arrunda, E., Larson, P. J., & Meleis, A. I. (1992). Comfort, immigrant

Hispanic cancer patient's views, *Cancer Nursing, 15,* 387 – 394.

Barrow, G. (1992). *Aging, the individual and society, 5th.,* St. Paul, MN: West Publishing Company.

Bazargan, M., Bazargan, S., & Baker, R. (1998). Emergency department utilization, hospital admissions, and physician visits among elderly African American person, *The Gerontologist, 38(1),* 25 – 36.

Bidenham, P. J., & Normoyle, J. B. (1991). Elderly community residents reactions to the nursing home: an analysis of nursing home related beliefs, *The Gerontologist, 31(1),* 107 – 115.

Bleeker, H., & Mulderij. K. J. (1992). The experience of motor disability, *Phenomenology and Pedagogy, 10,* 1 – 18.

Bottorff, J. L., & Hutchinson, S. (1994). The phenomenology of comfort, *Journal of Advanced Nursing, 20,* 189 – 195.

Bottorff, J., Gogag, M., & Engelberg – Lotzkar, M. (1995). Comforting: exploring the work of cancer nurses, *Journal of Advanced Nursing, 22,* 1077 – 1984.

Cameron, B. L. (1993). The nature of comfort to hospitalized medical surgical patients, *Journal of Advanced Nursing, 18,* 424 – 436.

Cannaerts, N., Casterlé, & Grypdonck, M. (2004). Palliative care, care for life: a study of the specificity of residential palliative care, *Qualitative Health Research, 14(6),* 816 – 835.

Corbin, J. M. (2003). The body in health and illness, *Qualitative Health Research, 13(2),* 256 – 267.

Ferrell, B. R., & Ferrell, B. A. (1990). *Comfort, In nursing care in an aging society*(Corr D. M., & Corr C. A. eds). Springer publishing Co.: New York, 67 – 91.

Giorgi, A. (1997). The theory, practice, and evaluation of the phenomeno-logical method as a qualitative research, *Journal of Phenomeno-*

logical Psychology, 28(2), 235 − 261.

Giorgi, A. (2000). Concerning the application of phenomenology to caring research, *Scandinavian Journal of Caring Science, 14*, 11 − 15.

Giorgi, A. (2003). *Giorgi의 현상학적 연구 방법*, 2003년 동계 질적 연구 방법 국제 학술대회 자료집, 서울: 한국 질적 연구 센터.

Giorgi, A. (2004). *Giorgi의 현상학적 연구 방법: advanced workshop on the descriptive phenomenological method*, 2004 qualitative research methodology 자료집, 서울: 한국 질적 연구 센터.

Giorgi, B. K. (1998). *A phenomenological analysis of the experience of pivotal moment in therapy as defened clients,* Unpublished doctoral dissertation. FL: University of Quebec at Montreal.

Goldman, D. P., & Smith, J. P. (2001). Methodological biases in estimating the burden of − out − of pocket expenses, *Health Service Research, 35*, 1357 − 1365.

Grooper, E. I. (1992). Promoting health by promoting comfort, *Nursing Forum, 27(2)*, 5 − 8.

Hamiltion, J. (1989). Comfort and the hospitalized chronically ill, *Journal of Gerontological Nursing, 15(4)*, 28 − 33.

Hawley, P. M. (2000). Nursing comforting strategies, *Clinical Nursing Research, 9(4)*, 441 − 459.

Heyes, P. A. (2006). Home is where their health is: rethinking perspectives of informal and formal care by older rural appalachian women who live alone, *Qualitative Health Research, 16(2)*, 282 − 297.

Holroyd, E. E. (2003). Chinese family obligations toward chronically ill elderly members: comparing care − givers in Beijing and Hong Kong, *Qualitative Health Research, 13(3)*, 302 − 318.

Husserl, E. (1970). *The crisis of European sciences and transcendental phenomenology*(D. Carr, Trans), Evaanston IL: Northwestern University press.

Jacelon, C. S. (2003). The dignity of elders in an acute care hospital, *Qualitative Health Research, 13(1),* 543 − 556.

Jett, K. (2002). Making the connection: seeking and receiving help by elderly African American, *Qualitative Health Research, 12(3),* 373 − 387.

Kolcaba, K. Y. (1991). A toxonomic structure for the concept of comfort, *Image, 23(4),* 237 − 240.

Kolcaba, K. Y. (1992). Holistic comfort: operationalizing the construct as a nurse − sensitive outcome, *Advanced in Nursing Science, 15(1),* 1 − 10.

Kolcaba, K. Y., & Kolcaba, R. J. (1991). An analysis of the concept of comfort, *Journal of Advanced Nursing, 16,* 1301 − 1310.

Kolcaba, K. Y., & Steiner, R. (2000). Empirical evidence for the nature of holistic comfort, *Journal of Holistic Nursing, 18(1),* 46 − 62.

Kleiman, S. (2005). Phenomenology: to wonder and search for meanings, *Research, 11(4),* 7 − 19.

Leininger, M. M. (1981). *The phenomenon of caring: importance, research questions and theoretical considerations,* In Caring: an essential human need: proceedings of the three national caring conferences (Leininger M. M. ed.), Detroit: Wayne State University Press.

Leininger, M. M. (2001). *Culture care diversity and university: a theory of nursing,* Jones and Bartlett Publishers: Boston.

Letvak, S. (1996). *Relational experience of elderly women living alone in rural communities inquiry,* Unpublished doctoral dissertation, FL: University of Adelphi.

LeVasseur, J. J. (2003). The problem of bracketing in phenomenology, *Qualitative Health Research, 13(3),* 408 − 420.

Lopez, K. A., & Willis, D. G. (2004). Descriptive versus interpretive phenomenology: their contributions to nursing knowledge, *Qualitative Health Research,* 726 − 735.

Lopez, E. D.S., Eng, E., Randoll − David, E., & Robinson, N. (2005). Quality − of − life concerns of African American breast cancer survivors, within rural North Carnolina: blending the techniques of photo − voice and grounded theory, *Qualitative Health Research, 15(1),* 99 − 115.

Malinowski, A., & Stemler, L. L. (2002). Comfort: exploration of the concept in nursing, *Journal of Advance Nursing, 39(6),* 599 − 606.

McCubbin, L. (2001). Challenges to the definition of resilience. American Psychological Association Conference. August 24 − 28.

McILveen, K. H., & Morse, J. M. (1995). The role of comfort in Nursing care: 1900 − 1980, *Clinical Nursing Research, 4(2),* 127 − 148.

McInnis, G. J., & White, J. H. (2001). A phenomenological exploration of loneliness in the elder adult, *Arch Psychiatric Nursing, 15(3),* 128 − 139.

Miller, J., Campbell, J., Moore, K., & Schofield, A. (2004). Elder care Supportive interventions protocol: reducing discomfort in confused, hospitalized older adults, *Journal of Gerontological Nursing*, 30(8), 10 − 18.

Morse, J. M. (1983). An ethnoscientific analysis of comfort: a prelimenary investigation, *Nursing Paper1 Perspectives in Nursing, 15, 6 − 19.*

Morse, J. M. (1992). Comfort: the refocusing of nursing care, *Clinical Nursing Research, 1(1),* 91 − 106.

Morse, J. M. (1994). *Critical issues in qualitative research methods*, Sage: London.

Morse, J. M. (2000). On comfort and comforting, *Advanced Journal of*

Nursing, *100(9)*, 34 − 37.

Morse, J. M. (2002). Qualitative health research: challenges for the 21st century, *Qualitative Health Research, 12(1)*, 116 − 129.

Morse, J. M. (2005). *Ethnography and issues in mixed qualitative research method design.* 서울: 한국 질적 연구 센터.

Morse, J. M., & Carter, B. J. (1995). Strategies of enduring and the suffering of loss: models of comfort used by a resilient surviver, *Holistic Nurse Practice, 9(3)*, 38 − 52.

Morse, J. M., & Carter, B. J. (1996). The essence of enduring and expressions of suffering: the reformulation of self, Scholary inquiry for Nursing Practice: *An International Journal, 10(1)*, 4 − 60.

Morse, J. M. & Field, P. A. (1995). *Qualitative research methods for health professionals*, second edition, Sage: London.

Morse, J. M., Bottorff, J., & Huchinson, S. (1995). The paradox of comfort, *Nursing Research, 44(1)*, 14 − 19.

Morse, J. M., Havens, G. A. D., & Wilson, S. (1997). *Scholarly Inquiry for Nursing Practice: the comforting interaction: developing a model of nurse −patient relationship*, Springer Publishing Co.: New York.

Morse, J. M., Perod, J., & Wilson, S. (1996). "Comforting strategies: used during nasogastric tube insertion" *8th International Nursing Research Congress, Sigma Theta Tau International,* Ochorios, Jamaica.

Morse, J. M., & Proctor, A. (1998). Maintaining patient endurance: the comfort work of trauma nurses, *Clinical Nursing Research: An International Journal, 7(3)*, 250 − 274.

Neuman, P., Rowland, D., Kitchman, M., Altman, D., Schoemm C., Davis, K. (1999). Understanding the diverse needs of the medicare population implication for medicare reform, *Journal of Aging Social Policy,*

10, 25 − 50.

Nolan, M., Walker, G., Nolan, J., William, S., Poland, F., Curran, M., & Knt, B. C. (1996). Entry to care: positive choice or fait acconpli?, *Journal of Advanced Nursing, 24*, 265 − 274.

Öhman, M., Söderberg, S., & Lundman, B. (2003). Hovering between suffering and enduring: the meaning of living with serious chronic illness, *Qualitative Health Research, 13(4),* 528 − 542.

Perkins, M., Ball, M. M., Whittington, F. J., & Comb, B. L. (2004). Managing the care needs of low − income board − and − care home residents: a process of negotiation risks, *Qualitative Health Research, 14(1),* 478 − 495.

Proctor, A., Morse, J. M., & Khonsari, E. S. (1996), Sounds of comfort in the trauma center: how nurses talk to patients in pain, *Social Science Medicine, 42(12),* 1669 − 1680.

Råheim, M., & Håland, W. (2006). Lived experience of chronic pain and fibromyalgia: women's stories from daily life, *Qualitative Health Research, 16(6),* 741 − 761.

Reinhardy, J. R. (1992). Decisional control in moving to a nursing home: post − admission adjustment and well − being, *The Gerontologist, 32(1),* 96 − 103.

Rosberg, S. (2000). Body, being and meaning in a physio − therapeutic perspective, Unpublished doctoral dissertation, Göteborg, Sweden: Institution för social arbete, Göteborg University.

Rosen, E. K. & Kathleen, A. K. (2003). Older women's response to residential relocation: description of transition styles, *Qualitative Health Research, 13(1),* 20 − 36.

Shih, S. N., Gau, M. L., Kao, C. H., & Shih, F. J. (2005). Health needs instrument for hospitalized single − living Taiwanese elders with heart disease: triangulation research design, *Journal of Clinical Nursing, 14,* 1210 – 1222.

Sorensen, K. L. (2004). *The lived experience of overcoming prejudice: a descriptive phenomenological psychological analysis,* Unpublished doctoral dissertation, FL: University of Saybrook.

Taylor, R., Keith, V., & Tucker, M. (1993). Gender, marriage, family and relationship roles, In Jackson. J., Chatters, L., & Taylor, R..(Eds.), *Aging in black America*(pp.38 – 48). Newbury Park, CA: Sage.

Thorne, S., Con, A., McGuinness, L., McPherson, G., & Harris, S. R. (2004). Health care communication issues in multiple sclerosis: an interpretive description, *Qualitative Health Research, 14(1),* 5 – 22.

Thulesius, H., Håkansson, A., & Petersson, K. (2003). Balancing: a basic process in end – of – life cancer care, *Qualitative Health Research, 13(1),* 1353 – 1377.

Toombs, S. K. (1992). *The meaning of illness: a phenomenological account of the different perspectives of physician and patient,* Dordrecht: Kluwer Academic.

Tutton, E. & Seers, K. (2004). Comfort on a ward for older people, *Journal of Advanced Nursing, 46(4),* 380 – 389.

Varley, A., & Blasco, M. (2003). Older women's living arrangements and family relationships in urban Mexico, *Women's Studies International Forum, 26(6),* 525 – 539.

Waston, J. (1997). The theory of human caring: retrospective and prospective, *Nursing Science Quarterly, 10,* 48 – 52.

Webster' 7th New collegiate Dictionary (1993). Springfield, Mass, G & C. Marriance Co.

Wentworth, W. M. (1980). *Context and understanding: an injury into socialization theory,* New York: Elsevier.

Werner, A., Steihaug, S., & Malterud, K. (2003). Encountering the continuing challenges for women with chronic pain: recovery through recognition, *Qualitative Health Research, 13(4)*, 491 − 509.

Wolf, J. L., & Agree, E. M. (2004). Depression among recipients of informal care: the effects of reciprocity, respect, and adequacy of support, *Journal of Gerontology, 59B(3)*, S173 − S180.

Won, A., Lapane, K., Gambassi, G., Bernabei, R., Mor, V., & Lipsiitz, L. (1999). Correlate and management of nonmalignant pain in the nursing home, *Journal of American Geriatrics Society, 47*, 936 − 942.

부 록

연구 참여 동의서

연구 제목 : 저소득층 독거 여성노인이 입원 중 체험한 편안함

연구자 : 김은하(이화여자대학교 대학원 박사과정)
전　화 : 010 - 3007 - ****

　이 연구는 혼자 사는 노인이 입원생활 중 경험한 편안함의 의미를 이해하는 데 있습니다. 면담을 통해 어르신께서 살아오면서 편안하다고 느낀 생각이나 감정, 현재까지 경험하고 있는 전반적인 내용에 대하여 질문할 것이며 면담시간은 약 1시간 정도 소요되어 최소 2회 이상 시행할 것입니다. 면담 내용은 녹음하고 녹음된 내용은 다른 목적에 사용하지 않고 본 연구를 위해서만 사용할 것입니다. 본 연구의 최종 결과에는 녹음된 내용 중 일부분이 익명으로 인용될 수 있으며 녹음내용은 연구가 끝난 후에는 지워지고 절대 누설되지 않을 것입니다. 면담 동안 특정 질문에 대한 대답을 거부할 수 있으며 언제든지 연구에 대한 참여를 중단할 수 있습니다. 이 연구에 참여하신 어르신께는 편안했던 경험을 다

시 생각하게 하는 기회를 마련할 뿐 직접적인 이득은 없지만, 면담 내용은 노인 간호의 질적 향상을 위한 소중한 자료로 사용될 것입니다.

- _____는 연구에 자발적으로 참여하는 것을 동의합니다.
- 나는 이 연구에 참여하는 동안 어떠한 비용이나 위험이 따르지 않는다는 것을 설명을 통해 알고 있습니다.
- 나는 면담에 응할 것과 면담내용을 테이프에 기록하는 것을 허락합니다. 또한 연구가 끝난 뒤, 테이프가 지워질 거고 녹음내용이 누설되지 않을 것으로 이해합니다. 연구 결과물이 발행되더라도, 나의 이름이 연구에 언급되지 않는다는 것을 이해합니다.
- 나는 면담 동안에 특별한 질문에 대한 대답을 거부할 수 있으며, 또한 어떠한 불이익 없이 언제나 연구 참여를 철회할 수 있음을 이해합니다.
- 나는 내가 원하는 질문이 무엇이든 간에 질문할 기회가 있고, 연구자는 모든 질문에 만족스러울 정도로 답변할 것을 이해합니다.

날짜: 200   년   월   일
참여자 :   연구자 :

・저자・

김은하　　・약 력・
이화여자대학교 간호대학 졸업
이화여자대학교 간호대학원 간호학 석사과정 졸업(간호학 석사)
이화여자대학교 간호대학원 간호학 박사과정 졸업(간호학 박사)
현재 부산가톨릭대학교 간호대학 교수

・주요논저・
「여성노인의 건강행위 체험 연구」
「노인의 마음 다스리기 경험」
「남자노인의 부부관계 체험연구」
「중년이후 여성노인의 노화에 대한 불안감」
외 다수

독거여성 노인이 체험한
편안함의 의미

・초판 인쇄	2008년 6월 30일
・초판 발행	2008년 6월 30일
・지 은 이	김은하
・펴 낸 이	채종준
・펴 낸 곳	한국학술정보㈜
	경기도 파주시 교하읍 문발리 513-5
	파주출판문화정보산업단지
	전화　031) 908-3181(대표)・팩스　031) 908-3189
	홈페이지　http://www.kstudy.com
	e-mail(출판사업부)　publish@kstudy.com
・등　　록	제일산-115호(2000. 6. 19)
・가　　격	20,000원

ISBN　978-89-534-9619-4 93510 (Paper Book)
　　　978-89-534-9620-0 98510 (e-Book)